축유지단축법의 모든 것

# 대장내시경삽입법 제2판

# 대장내시경삽입법 제2판

## 축유지단축법의 모든 것

구도 신에이(昭和大学 横浜市北部病院 消化器 센터, 교수) 지음
장재희 옮김 박영수 감수

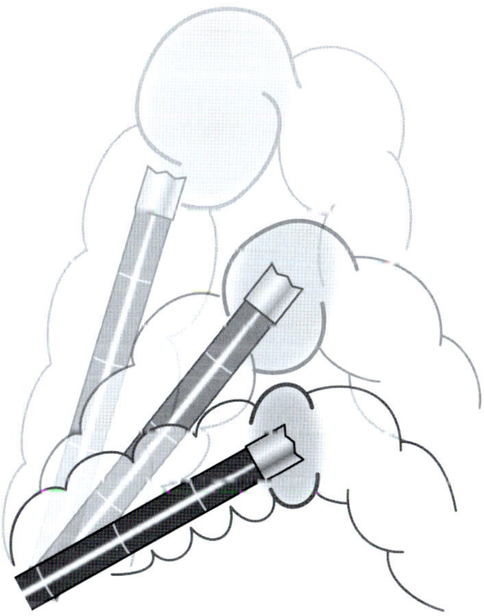

군자출판사

# 대장내시경삽입법 제2판

축유지단축법의 모든 것


둘째판 1쇄 인쇄 | 2013년 3월 10일
둘째판 1쇄 발행 | 2013년 3월 20일
둘째판2쇄 발행 | 2018년 7월 23일
둘째판3쇄 발행 | 2022년 4월 15일

지 은 이 구도 신에이
옮 긴 이 장재희
감 수 박영수 (분당서울대병원 소화기내과)
발 행 인 장주연
편집디자인 군자편집부
표지디자인 군자표지부
발 행 처 군자출판사(주)
등록 제4-139호(1991. 6. 24)
본사 (10881) **파주출판단지** 경기도 파주시 회동길 338(서패동 474-1)
전화 (031) 943-1888 팩스 (031) 955-9545
홈페이지 | www.koonja.co.kr

Authorized translation from the Japanese language edition, entitled
大腸内視鏡挿入法 軸保持短縮法のすべて 第 2 版
ISBN:978-4-260-01314-7
著:工藤 進英
Published by IGAKU-SHOIN LTD., TOKYO Copyright ⓒ 2012



ISBN 978-89-6278-702-3

정가 30,000원

# 서문

복잡한 문제도 본질에 다가가면 간단해진다. 내시경기술은 과학이다.
삽입, 진단, 치료에 있어 놀라움을 보여주는 예술에 가깝다.

저자가 함요형 조기대장암의 존재와 그 임상적 의의를 서적『조기대장암』으로 세상에 선보인 것이 1993년, 그 구상을 서적으로 출간하기까지 5년이 소요되었다. 그 동안 저자는 임상의 한편에서 사색을 거듭했다. 그 함몰형 조기대장암의 임상상(臨床像)을 체계적으로 제시하기 위해서는 피끓는 노력이 요구되었다. 그러나 다행히도 대장암 진단학의 새로운 지평을 닦는 데 성공했다. 방대한 내시경검사와 많은 수의 조기대장암증례, 거기에 뜻있는 많은 젊은 내시경의사들의 협력이 있었기에 가능한 것이었다. 그 후 서적의 내용은 영문으로도 세계에 널리 퍼져나갔다.

아키타(秋田)적십자병원에 공부하러 왔던 젊은 동료들과 함께 이 연구를 진행해 가는 가운데, 저자의 머리에서 떠나지 않았던 것은 함요형(陷凹型) 조기대장암의 발견에 가장 중요한 대장내시경삽입법을 한 권의 책으로 정리하는 일과 더욱 정밀한 진단학의 필요성이었다. 또한 정확한 진단학을 확립하기 위해서는 대장내시경삽입법의 체계적인 확립도 동시에 필요하다고 느끼고 있었던 것이다. 단지 진단학의 one chapter로서가 아니라, 별도로 독립된 깊이 있는 영역으로서의 삽입법을 확립한다는 문제가 있었다. 어떻게 하면 고통없는 내시경으로 정확하고 부드러운 검사를 할 수 있을까. 그 방법론을 제시하는 것이었다. 더 정확한 진단에 불가결한 pit pattern 진단을 시행하기 위해서 도달한 지점은 굵고 선단부가 긴 확대내시경, 거기에 더해 연구에 연구를 거듭한 끝에 고안한 것이 내시경삽입법-축유지단축법-이다. 이를 통해 비약적으로 스피디한 삽입이 가능해져 축유지단축법의 수기를 한층 더 갈고 닦을 수 있었다. 단순히 "손기술이 좋음"을 넘어서, 정식(定式)화된 하나의 방법론·기술론을 여기서 확립한 것인지도 모른다. 1990년 초반, one-man method가 급속히 주류가 되어가던 시대였다.

그로부터 15년이 지나서 삽입경험도 20만례에 도달했다. 축유지단축법도 조금씩 개선되어 더 성숙한 이론으로 해설할 수 있게 되었다. 거의 100회를 넘는 삽입법 혁신으로부터 이루어낸 것이었다. 대장내시경삽입기술은 여러 스포츠와 마찬가지로 눈을 중심으로 한 감각기관, 손(가락)·발 등의 운동기관, 그리고 대뇌 사이에서의 연계·협조작업이다. 또한 반복해서 몸에 익히는 바도 예술이나 스포츠와 공통점이 많다. 이 점에 대해 고심 끝에 문장으로 체현(體現)한 것이 본서의 초판(初版)『대장내시경삽입법-비기너에서 베테랑까지』(1996년)이었다. 정면으로 "삽입법"을 표방한 비슷한 책들이 없던 시대였기에, 의학서의 판매상식을 뛰어넘었다고 할 정도로 많은 독자를 얻을 수 있었다. 본서에서도 언급하고 있다시피 이 새로운 삽입법은 진단학의 발전을 촉진하였다. 확대내시경에 의해 pit pattern 진단학이 확립되었으며 함요형 종양은 세계적으로 인지·주목받고 있다. 발육진전(發育進展)을 고려한 발육형태의 이해와 pit pattern 진단에 의한 정확한 심달도진단(深達度診斷, diagnosis of invasion depth)에 기초해서 치료방침을 결정할 수 있게 되었다. 진단학은 NBI, Endocytoscopy(초확대내시경)로 더욱 발전중이다. 한편 기술적인 면에서도 경도가변(硬度可變)기능·세경(細徑)내시경, 삽입보조기능의 개발 수동만곡(受動灣曲, passive bending)·고전달삽입부(high force transmission)의 도입, 선단 후드의 개량, UPD 시스템의 도입, 하이비전 시스템 등 예를 들자면 끝이 없다. 치료면에서도 EMR 스네어(snare)의 진보나 ESD 라는 새로운 치료기술이 등장했다. 초판이 나왔던 시대와는 크게 다른 내시경의 세계가 도래하고 있다. 이와 같은 진단·치료 면에서의 드라마틱한 변화 속에서 대장내시경삽입법만이 만고불역(萬古不易)일 리가 없다. 새로운 대장진단학의 진보에 상응하는 새로운 대장내시경삽입법이 요구되는 시대이다. 이 점에서 본서는 더욱 사물의 본질에 가까이 왔다고 생각한다.

삽입법에 관한 새로운 개념과 실제 수기를 담은 본서는 이런 점에서 초판을 부분적으로 손질하는 식의 상투적인 구성을 피했다. 무엇보다 축유지단축법의 새로운 컨셉트인 3S Insertion Technique에는 별도의 항목을 두고 해설했다. 이것은 관강(管腔)을 쫓아서 단순히 밀어 넣는 식의 삽입법과는 정반대의 개념이다. straight, sliding, shortening의 3가지 S를 기본으로 내시경의 축을 유지하면서, S상결장은 우측, 우측으로, 횡행결장은 좌측, 좌측으로 최단거리로 주름을 접어 가는 것이 축유지단축법의 이론적인 근간이며, 이것을 심플하고 구체적으로 해설하였다. 복잡한 문제를 더 깊이 이해함으로써 사물의 본질에 근접하면 더 심플해진다. 이 3S Insertion Technique는 다양한 기술의 개선이 있었기에 성립한 것이며 많은 이노베이션 가운데서 태어난 것이다. 독자는 각자의 기량에 따라 참고하기 바란다. 기타 PQ로 대표되는 세경(細徑)내시경, PCF, 경도가변기능 등, 다수의 라인업 내시경들 가운데 증례에 따라 내시경을 선택해 사용할 수 있는 현재 상황을 반영한 사항을 모두 담았다. science-art감각에 기초한 제 자신의 기술연찬(技術研鑽)과 지금까지 여러 동료들의 임상경험의 총화가 본서에 표현되었다고 확신한다. 반복하지만 20만례의 삽입경험과 책상 위의 학문으로는 얻을 수 없는 "현장만이 가르쳐 줄 수 있는 주옥과 같은 언어·진실"을 본서에 집약한 셈이다.

대장내시경삽입은 science가 아니라 art의 영역에 있는 것이다. 삽입에 임하는 감성, 더해서 진단·치료의 센스, 그 양자가 요구되는 art의 세계이다. 실패로부터 기술을 닦고, 감성·감각을 연마하며, 감(勘, 제6감)까지 기른다. 기술 수련 중에 끊임없이 향상을 도모한다. 그렇게 하고서야 비로소, "기술 수준이 높다"에 그치지 않는, 사람들에게 놀라움과 감동을 전하는 art가 탄생한다. 궁극에는 생사의 기로에 선 환자에게 비극이 아닌 복음을 전한다. 저의 이 내시경철학과 35년에 걸친 매일의 실천체계를 본서에 나타낸 셈이다. 현재 삽입법, 진단학, 치료학의 내시경기술은 일본이 세계를 압도적으로 리드하고 있다. 저자도 국내 약 1,000명 외에 해외에서도 약 300인의 내시경의를 지도해왔다. 앞으로는 X선이나 3DCT보다도 내시경시대가 한층 더 발전을 이룰 것은 확실하다. art의 세계는 앞으로도 변화해 갈 것이다. 앞으로의 의학진보와 함께 일본의 의료가 세계에 압도적으로 진출할 것을 기원하며 본서를 완성시킨 것이다. 독자 여러분이 차례차례 이어서, 더한 놀라움을 세상에 내놓기를 강하게 기원하고 있다.

마지막으로 본서 기획은 의학서원 의학서적편찬부의 阿野愼吾 씨와 상담하여 진행되었던 것이다. 또한 집필협력자 일람에서 보다시피 집필에 있어서는 宮地英行군을 비롯한 여러 교직원의 협력을 얻었다. 여기에 기록해 사의(謝意)를 표하고 싶다.

2012년 4월

工藤進英

# 초판 서문

대장질환의 진단, 특히 대장암의 조기진단의 필요성이 오늘날 대단히 높아지고 있다. 우리 나라에서도 최근 대장암의 발생이 급증하는 가운데 많은 새로운 지식이 축적되어 대장암의 본질에 다가선 것으로 생각되는 학문적 사실이 제기되고 있다.

대장내시경진단학이 science에 해당할지 아닐지는 별도로 하더라도, 대장내시경을 자유롭게 쓸 수 없다면 조기대장암의 진단 및 치료는 물론이고, 염증성장질환을 포함한 대장질환의 전체를 올바르게 이해하는 것은 불가능하다. 말할 것도 없이 위나 식도 영역에서는 많은 지식이 축적되어 실제 임상에서 병변의 발견에 도움이 되고 있으며, 좋은 의미에서의 순환이 현재도 진행되고 있는 것이 실태이다.

대장에 있어서도 그 사정은 어느 정도 같지만, 길고 좁은 관강장기라고 하는 특수성이 다른 소화관과 다른 점이다. 또한 대장의 진단학은 내시경 없이는 성립할 수 없지만, 한편으로 대장내시경검사를 습득하는 것은 곤란한 것이 현실이다.

많은 의사들, 특히 젊은 의사들은 오늘날 대장의 진단학, 그 중에서도 대장내시경검사에 대해서 그 의의를 이해하고 정열적으로 길을 구하고 있다. 내시경학회에서는 이 기대에 부응하고자 큰 노력을 들이고는 있다. 하지만 현재 의학교육에서는 충분한 연수·지도체제가 확립되어 있지 않으며, 증가경향에 있는 대장질환과 대장내시경의 조류를 충분히 교통정리 하지 못한 상태인 것도 사실이다. 필자의 견해이지만, 오늘날에도 아직 대장내시경검사를 two men method로 이해하여 X선투시 하에서 확인하며 삽입하는 방법에 얽매인 학파가 존속한다는 자체가, 그 학파의 젊은 사람들이 one man method를 습득할 기회를 주지 못하는 것이다. 그 결과 전체적으로 대장내시경 진단학이 크게 늦어지는 요인이 되었다. 또한 one man method에 대해서도 독학으로 공부해서 실천하고 있는 사람이 종종 기본적인 사항을 잘못 습득했다고 하는 사실도 부정할 수 없다.

최근 학회에서는 표면성(表面性)대장암, 특히 표면함요형(IIc)이 주목받으며 중요하게 취급받게 되었다. 일상의 임상현장에서 내시경검사의 타겟으로 이런 표면형종양이 부상한 것은 기쁜 일이다. 그러나 필자의 경험으로는 순수한 IIc병변은 약 500건의 total colonoscopy 가운데 1병변 정도의 비율로 발견될 뿐이다. 내시경검사를 충분히 많이 시행할 수 없다면 IIc 병변을 실제로 집힐 일은 거의 없는 셈이다. 이런 점에서 볼 때 내시경검사의 질·양(質·量) 양면에서 비약적인 파워업이 요구되고 있는 것이다.

덧붙여 말하면, 오늘날에는 확대전자 내시경을 이용한 pit pattern 진단이 성행하게 되었다. pit pattern 진단을 루틴하게 시행함으로써 종양과 비종양의 감별이 가능하게 되었을 뿐만 아니라, amorphism이나 V형 무구조(無構造) pit 소견을 통해 sm침윤도를 상당한 확률로 추정할 수 있게도 되었다. 초음파내시경검사를 포함한 대장내시경의 능력을 충분히 활용하기 위해서도 내시경삽입법이 점점 중요한 것이 되었다.

한편 내시경검사의 모수(母數)가 적은 시설에서 "IIc 증례"를 학회 등에서 발표하는 케이스가 눈에 띈다. 이들 중에는 다분히, 융기성병변-폴립의 싹으로 생각되는 가짜 depression, 즉 IIa+dep가 많이 포함되는 경향이 있다. IIa+dep에는 sm암이 존재하지 않으며, 이는 LST 또는 폴립의 전단계적인 병변이다. 일견(一見) 같은 형태를 띄지만, 실은 대장암의 발육진전면에서 크게 차이있는 병변이 함요형 조기대장암(IIc)으로 혼동되고 있는 것이다. 이런 진단학적인 오류를 막기 위해서는 전술한 바와 같이 확대전자 내시경에 의한 정확한 pit pattern 진단이 필요하다. 그렇게 해야 비로소 질적진단을 더욱 정확하게 함으로써, 대장내시경치료의 적응을 올바르게 할 수 있는 것이다.

그렇다면 대장에서 조기암을 진단하고 치료한다는 것은 우선 무엇보다도 내시경기술의 마스터가 대전제이다. 예를 들어 축유지단축법을 준수한 내시경 조작에 익숙하지 않다면 확실하고 안전한 내시경치료는 물론, 복잡하고 긴 관강인 대장 안에서의 관찰, 진단마저 어렵다. 조기대장암의 분류, 발생·발육진전, 자연사의 검토나 연구 등은 대장내시경삽입이라는 토대가 없이는 논할 수 없는 것이다. 무엇보다도 일상 임상에서 많은 환자나 피검자에 대해 무리 없이 정확한 검사를 시행하기 위해서, 이 대장내시경삽입기술을 습득하는 것은 임상가(臨床家)의 당연한 의무라고도 말할 수 있다. 본서를 세상에 선보이게 된 배경이 여기에 있다. 문제는 제한된 시간 내에 어떻게 마스터하느냐이다. 그 점을 염두에 두고, 본서에는 대장내시경삽입에 관계된 중요한 사항을 컴팩트하게 기재하였으며, 그 위에 삽입법의 기본과 실제적 응용에 대해 많은 지면을 할애하였다. 또한 도식이나 사진을 가급적 많이 사용하려고 노력하였다. 내시경삽입법의 기본을 이루는 축유지단축법 기술의 습득에 주안점을 두고 구성하였다.

저자는 20년간 항상 내시경삽입의 연구를 거듭하며 대장내시경검사를 시행해왔다. 그 동안 본 센터에 연수를 왔던 국내와 의사는 족히 500명을 넘는다. 이 사실 자체가 대장내시경에 거는 뜨거운 기대를 말해주는 것이다. 저는 이 많은 젊은 의사들과 밤낮으로 디스커션하여 그들이 대장내시경삽입시에 가장 곤란을 겪는 사항, 문제점, 거기에 필요한 기본적 사항 등을 초심자부터 상급자까지 각 레벨에 맞춰 본서를 쓰려고 작정했다. 독자는 본문에 서술되어 있듯이, 레벨1에서 레벨4까지의 축유지단축법 삽입레벨을 각각의 단계에 따라 참고하기 바란다. 그리고 1례라도 더 많은 대장내시경을 시행하여, 진짜 조기대장암의 내시경진단과 치료를 일상적으로 전개하기 바란다. 본서가 그 지침이 된다면 기쁘겠다. 본서는 타이틀이 보여주듯이, 진단이나 치료에 대해서는 그 기본적 사항 이외에 대해서는 기재되어 있지 않다. 따라서 조기대장암의 진단학에 대해서는 저자의 이전 저서 『조기대장암-평탄·함요형에의 어프로치』(의학서원, 1993)를, 치료에 대해서는 다른 서적을 참고로 하면 좋겠다.

1997년 7월

工藤進英

# 번역 후기

대장내시경삽입법 1판을 수시로 넘겨보던 초보자로서 2판을 번역할 수 있는 영광을 누리게 된 것을 감사하게 생각합니다. 1판이 워낙 유명한데다, 훌륭하신 선생님의 번역이었기에 저의 중압감은 정말 말로 표현하기 힘들었습니다.

초판의 독자로서 2판에 대해서 말씀드리자면, 축유지단축법을 더 정교하게 3S Insertion Technique로 기술하고 있으며, 책의 후반부에 증보된 부분은 심달도(深達度) 진단과 SM침윤도에 대한 구도 선생님의 독자적인 연구결과를 심도 있게 다루고 있다는 점이 이전 판과의 차이라고 할 수 있습니다. 특히 심달도 진단에 많은 면수를 증보하고 있는데, 구도 선생님의 집적된 근거와 경험이 얼마나 심오한 수준에 있는지를 잘 보여주고 있다고 생각합니다.

또한 한국어로 접하는 분들은 문체의 차이, 느낌의 차이도 크게 느껴지리라 생각합니다. 역자는 초판을 원서로 접하지는 못했지만, 2판의 원문을 근거로 판단하자면 1판 번역본은 특별한 전문가(extraordinary specialist)에 의한 역해(譯解)에 가깝지 않을까 합니다. 1판을 읽어보시면 명쾌한 우리말로 핵심을 전수하고 있다고 느껴지는 것은 아마 번역하신 선생님들의 덕(德, virtuoso) 때문일 것입니다. 역자는 그럴 능력도 없는 천학(淺學)이거니와, 무엇보다 구도 선생님의 말씀을 가급적 있는 그대로 전하고 싶다는 뜻을 품고 번역에 임했습니다. 가급적 원문의 문의를 훼손하지 않으려 애를 썼고, 문체도 살리고자 했습니다. 번역문 중의 영자(英字)는 거의 원서의 예를 따랐으며, 구도 선생님의 외래어 표기는 굳이 번역하지 않고 외래어로 표기했습니다. 제가 2판 원서에서 느낀 신선·심오함을 독자에게도 전할 수 있기만을 절망(切望)하는 바입니다.

먼저 감수를 통해 이 책을 살려주신 박영수 교수님께 깊은 감사를 표합니다. 그리고 제 번역을 자세히 살펴주시고, 항상 가까이서 지도해주시는 정재일 선생님과 걸음마 하듯이 제 손을 붙잡고 대장내시경을 가르쳐 주셨던 김정권 선생님께도 감사를 전합니다. 매일 내시경실에서 저의 SOS를 받아주시는 석윤철 선생님, 김규원 선생님, 내시경실 가족들께도 감사를 전합니다. 이책을 한국에 소개하기 까지 고생하신 군자출판사 장주연 대표님과 외서부 직원들에게 감사의 말을 전하고 싶습니다.

2013년 3월

장재희

# 감수의 글

과거 50 여 년을 돌아보면 참으로 많은 변화가 우리 주변에서 일어났다. 급속한 산업화와 서구화로 의식주의 행태가 많이 변화하였고 그 중에서 먹거리의 변화가 많이 일어났다. 육류 섭취가 늘고 서구화된 식단으로의 이행이 질병 발생의 형태에도 영향을 미치고 있다.

급속하게 늘어나는 대장암과 이와 관련된 질환들로 인해 국민들도 대장내시경에 대한 관심이 늘어나고 이로 인해 국내에서도 대장 내시경 건수가 비약적으로 증가하고 있다. 과거에 대장 내시경 검사는 아주 복잡하고 준비 과정 및 검사 과정이 어려운 검사 방법으로 이해되어 왔고 주로 수련 병원 중심으로 검사가 이루어져 왔으나 지금은 위내시경과 같이 아주 보편적으로 시행되고 있다. 그러나 불행하게도 대장내시경 검사는 위내시경과는 달리 쉽게 익히기 어렵고 병변의 관찰과 치료를 숙련하기에는 다소간의 수련 과정이 필요하다. 비록 전문의 자격을 취득한다고 하더라도 별도의 전임의 수련 과정을 거쳐야 대장 내시경검사에 대해 접할 수 있고 경험할 수 있는 현실이며 수련 기관마다 다르지만 전임의 1년 과정만으로는 충분한 숙련도에 도달할 수 없는 것이 현실이다. 따라서 짧은 수련기간 동안 대장 내시경 검사에 대해 경험하였다 하더라도 선뜻 자신 있게 검사를 시행하기는 어렵다. 시간이 흘러 경험이 축적되고 검사법을 체득하면 검사를 비교적 쉽고 자신감 있게 시행할 수 있지만 사람마다 숙련기까지 걸리는 시간이 다르고 한 두번의 합병증 발생으로 자신감을 잃게 되면 다시 선뜻 검사를 시행하기가 어렵다. 이럴 경우에는 주변 누군가에게 다시 한 번 가르침을 받거나 조언을 받게 되면 자신감을 회복할 수 있으나 주변에서 조언을 구할 수 있는 경우는 흔하지 않다. 이러한 때에 다시 책을 펼치게 되는 데 국내에서 대장 내시경 삽입과 관련해서 가장 많이 참고하는 교과서 중의 하나가 구도선생님의 역저가 아닌가 생각한다. 수년 전에 초판이 발행된 후 꾸준하게 읽혀져 왔으나 최근에는 내시경의 종류나 기기의 변화도 많아 새로운 지침이 요구되는 시점이었다.

이러한 상황에서 구도 선생님의 대장내시경 검사법에 대한 지침서가 새로이 번역되었다는 점은 반가운 일이다. 일부분은 국내 현실에 맞지 않고 용어 또한 일본식이고 특정한 개념은 설명만으로는 이해가 어려운 단점도 있지만 현시점까지는 국내에 대장 내시경 삽입과 관련된 탁월한 저서가 없다는 점을 고려한다면 참고하여 볼만한 수준이라 하겠다. 본인의 능력이 부족한 까닭에 감수부탁을 받고 수 차례 고사하였지만 역자와의 인연 때문에 부족하지만 감수를 진행하였다. 국내 상황에 맞게 고친 부분도 있고 원저를 그대로 살린 부분도 있지만 전체적인 맥락은 삽입과 관련된 술기에 대한 이해를 돕고자 중점을 두었다. 보시는 독자들이 일부분이라도 이 책을 읽고 본인 술기 발전에 도움이 되고 환자의 진료에 도움이 된다면 더 이상 보람이 없겠다. 또한 이후에는 우리나라 의사에 의해 국내 환경에 맞는 훌륭한 저서가 출간되기를 기대해 보며 감수의 아쉬움을 달랜다.

2013년 3월

박영수

# 대장내시경삽입법 목차

## COLUMN 목차

# I. 대장내시경검사의 마음가짐

내시경의 역사는 경성경(硬性鏡, rigid endoscope), 가스트로카메라(Gastro Camera)에서 비롯되었으며, 그 후 한눈으로 들여다 보는 파이버내시경에서 비디오내시경으로 발전하여 이제는 모니터를 보면서 시행하는 검사가 되었다. 초기에는 화질이 불충분하였으나 화질 개선은 눈부시게 발전하여 고화질 · 고해상도가 되었으며, 지금은 하이비전(Hi-Vision, HD) 대응기종도 증가하고 있다. 또한 캡슐내시경의 개발, 코로 삽입가능한 세경(細徑) 내시경의 출현 등, 환자가 편안하게 검사를 받을 수 있게 돕는 기기도 다수 출현하고 있다.

내시경검사에 있어서 필요한 것으로는 ①스피드, ②안정성, ③정확성·엄밀함, ④고통이 없을 것, ⑤아름다움을 들 수 있다.

첫 번째로 중요한 것은 스피드이다. 정중히 검사를 시행해야 한다는 점은 말 할 것도 없지만, 시간이 걸리면 장관 내에 공기가 저류되거나, 연동운동이 출현하기 때문에 관찰 · 치료가 곤란하게 될 뿐만 아니라 환자에게 고통을 주게 된다. 삽입·관찰·치료를 스피디하게 시행하는 것은 무엇보다 중요하다. 그러나 스피드만을 중시해서 조작이 번잡해져 버리지 않도록 삼가야 한다. 두 번째로, 사고를 일으키지 않는 것이다. 시행 의사뿐만 아니라, 보조 스태프까지 포함해서 사고를 일으키지 않도록 세심한 주의를 기울여야 한다. 따라서 아직 경험이 적은 의사가 검사를 시행할 때는, 반드시 상급의의 지도·감시 하에 시행하고, 도중에 멈춰야 할 경우에는 신속히 검사를 중지한다. 안전을 중시해서 검사를 도중에 중지하는 것은 부끄러운 일이 아니며, 대단히 중요한 점이다. 세 번째로는 정확히 검사하는 것이다. 화면이 선명하더라도 충분한 주의를 기울이지 않고 관찰하면 병변을 놓치게 된다. 나날이 기량을 연마하면서 병변에 대한 패턴인식을 축적하여, 적확(的確)한 진단을 내릴 수 있게 되어야 한다. 네 번째로 환자에게 고통을 주지 않도록 검사를 시행하는 것이다. 이제 다시는 내시경검사를 받고 싶지 않다는 생각이 들게 했다면 반성해야 한다. 초심자보다 조금 익숙해질 무렵이 더 마음가짐이 느슨해져 조잡한 검사를 하게 되기 쉬우므로, 끊임없이 초심으로 돌아가 더욱 양질의 검사를 지향해야 한다. 또한 진통제의 사용유무에 관계없이 통증 없는 검사를 지향하지 않으면 안 된다. 그러기 위해서는 장을 신전시키지 않는 축유지단축법의 기본적인 삽입수기를 익힐 필요가 있다.

마지막으로 화상(畵像)의 아름다움이다. 검사를 시행한 의사만이 진단할 수 있는 사진이라면 의미가 없다. 항상 병변을 찾아냈을 때는 구도를 고려한 아름다운 사진을 찍으려는 노력이 필요하다. 진짜 훌륭한 사진은 깔끔하며 아름답게 느껴진다. 내시경의는 모든 기회를 포착해 자신의 기량을 향상시켜 나가지 않으면 안 된다.

내시경이 세상에 등장하고서, 내시경의 진화방향으로는 "더 편안하게"와 "더 아름답게"라는 2가지 흐름이 있다. 이 두 가지는 때때로 서로 상반되는 사항이 되기도 한다. 예를 들어 확대내시경의 출현으로 더 자세한 관찰·진단이 가능하게 되었지만, 당초에는 내시경의 두께가 굵어서 편안한 검사라고는 하기 어려웠다. 그러나 이후 삽입수기나 기기의 진보로 점차 편안하게 검사할 수 있게 되었다. 그럼에도 불구하고 내시경검사는 생체내로 기계를 삽입하는 검사법이어서, 환자의 인내를 요구한다. 따라서 의사·간호사에 대한 환자의 신뢰와 협력없이는 결코 좋은 검사를 시행할 수 없다. 환자의 심리상태를 공감하며 잘 이해하고, 적극적으로 충분히 커뮤니케이션하여, 환자가 안심하고 검사를 받을 수 있도록 노력하는 것이 중요하다.

구체적으로는 우선 의학지식이 없는 일반 환자에게 왜 내시경검사를 하지 않으면 안 되는지, 그 필요성을 이해시켜 검사를 진행하는 것이 중요하다. 환자가 검사의 필요성을 이해·납득하고 있다면 약간의 불편함은 참아낼 수 있기 때문이다. 또한 내시경검사를 시행하는 의사도 공부하고 연구하는 것이 중요하긴 하지만, 처음에는 상급자의 삽입법을 흡수해가는 작업이 필요하다. 이 작업은 스포츠를 배우는 방법과 유사하다. 잘 보고, 따라하며, 실천하고, 지도 받기를 반복하면서 향상되어 간다. 다만 스포츠와 다른 점은 대장내시경이 인간의 생명에 관여된 기술이라는 점과 확실치 않은 무리한 행위를 해서는 안 된다는 점이다.

본서에서는 이 마음가짐을 실천하기 위한 구체적인 「방법론」을 서술하고 있다. 이것은 일상의 내시경 임상을 실천하는 가운데 필요로 하는 art의 진수이다. 이 점을 염두에 두고 독자 여러분들께서는 부디 참고로 하시길 바란다.

## 1. 적응과 금기

대장내시경의 적응은 복통이나 통변이상, 혈변 등의 복부증상을 보이는 경우이지만, 건강검진에서 잠혈반응 양성이었던 환자에 대해서도 시행하고 있다.[2] 특히 혈변의 경우에는 대장암이나 염증성대장질환의 가능성을 의심하여 적극적으로 시행해야 한다.

한편, 장관천공, 장관괴사, 장관협착이 의심되는 경우에는 원칙적으로 금기이다. 우선은 X선검사나 CT 검사 등의 비침습적인 검사를 시행한다. 또한 전처치를 위한 장관세정액 복용도 역시나 피해야 한다. 그리고 협착병변의 경우에는 관장만으로 대장내시경검사를 시행하는 등 전처치에 대해 연구할 필요가 있다.

기초질환으로 중증 호흡기질환이나 순환기질환을 합병한 환자에 대해서는 담당과 의사와 충분히 상담하고서 진행해야 한다. 시행 중 심전도, 혈중산소농도 모니터링도 더욱 신중히 시행할 필요가 있다.

## 2. 대장내시경검사의 사전동의(informed consent)

외래에서는 대장내시경검사의 필요성, 검사방법, 위험성 등에 대해서 충분히 설명한다. 우발적인 사고의 빈도도 구체적으로 설명하는 편이 더 확실하다. 동시에 치료를 시행하는 경우에는 미리 치료에 동반된 우발증도 설명해둘 필요가 있다.[3), 4)]

본원에서는 대장내시경검사 시에, 설명용지를 전해서 사전동의(informed consent)를 받고 있다. 내용은 우발적인 사고(주로, 천공이나 출혈) 및 전투약에 대한 설명이다. 귀가 후에 우발적인 사고로 인한 증상이 나타날 때를 대비해 연락처를 병기하고, 원내에는 소화기내과의가 24시간 대기하고 있다. 우발적인 사고의 상세한 내용은 p.97 이하에 기재한다.

본원에서 사용하고 있는 동의서를 그림 1에 실었다.

COLUMN

### 파르메니데스의 오류

경영이론이나 전략 프레임워크는 결코 불변하는 것이 아니며, 만능인 것도 아니다. 이런 것들을 금과옥조로 믿다가 실패하게 되는 경우를, 「만물은 불변한다」라고 설파한 고대 그리스의 철학자 파르메니데스에 빗대어 『파르메니데스의 오류』라고 한다.

이것은 대장내시경검사에 있어서도 마찬가지이다. 그 상황에 따라 유연하게 대응하며 검사할 것을 유념해야 하며, 고정적인 방법론을 불변·만능의 것으로 고집하면 실패로 이어진다.

축유지단축법을 실천하기 위해서는 그 원리를 이해하여 정통하게 되는 것도 중요하지만, 그 때와 장소에 따라 임기응변으로 삽입한다는 것을 잊어서는 안 된다.

환자 ID :

2012 년 1 월 27 일

설명의사 : 소화기센터의사

# 대장내시경검사의 설명 및 동의서

1. 검사목적 : 대장질환의 진단 및 치료를 목적으로 한 검사
2. 검사방법 :

내시경검사에 앞서 장의 움직임을 억제하는 주사를 드립니다. 녹내장, 전립선비대, 중증 심장질환이 있는 분은 주사 전에 해당 사항을 말씀해 주십시오. 주사 후에 검사가 시작됩니다. 대장점막을 잘 관찰하기 위해 내시경기계에서 공기가 주입됩니다. 방귀가 나올 것 같은 느낌이 들 수 있지만, 참을 필요는 없습니다. 그리고 통증이 심한 경우에는 보조하는 간호사나 의사에게 말씀해 주십시오. 검사시간은 사람에 따라 달라집니다. (장의 길이, 주행은 사람에 따라 다르기 때문입니다.)

또한 검사의 전처치로서 위내시경검사 시에 위내기포성점액을 제거하기 위해 사용되는 시메티콘을 사용하고 있습니다. 이것은 장관 내의 점액기포를 제거하여 내시경삽입과 장관점막의 관찰을 용이하게 하기 위해서입니다.

3. 주의점 :

지혈을 어렵게 하는 약(와파린, 아스피린 등)을 복용 중이신 분은, 해당약을 처방한 담당의사에게 미리 알리고 검사 전 수일간 약을 중지해야 하는 점에 대해 상담을 받으십시오. (종양의 절제, 조직 생검 시에 피가 멎지 않는 경우가 있습니다.) 담당의사의 판단으로 약을 중지할 수 없는 경우에는 약을 계속 복용하고 있음을 대장내시경 시행의사에게 미리 말씀해 주십시오.

1) 당일, 종양(폴립)을 확인한 경우 : 대장종양의 진단과 치료를 목적으로 내시경적 대장종양절제술(폴립절제술)), 및 대장점막절제술 등을 시행할 가능성이 있습니다. 절제술 후 1주간 전후에는 출혈의 가능성이 있으므로 ①무거운 물건을 들어올리는 일, ②과도한 일, 스포츠, 운동, ③음주, ④먼 곳으로의 여행 등은 삼가주십시오. 개인사정으로 이상의 사항을 지킬 수 없는 경우, 다른 날로 예약해서 내시경치료를 시행해야 하므로 양해를 부탁드립니다. 대장점막절제술 시에는 인공적으로 폴립(용종)상 융기를 만들 필요가 있어, 이 때 생리식염수 외, 점성이 있는 액체성분인 히알유론산 나트륨이나 글리세롤과 같은 약제를 사용하는 경우가 있습니다.
2) 대장내시경검사나 치료에 동반해 0.1~0.2%의 환자에서 출혈이나 대장천공이 나타난다는 보고가 있습니다. 따라서 치료 당일은 안전성을 고려해 입원(원칙적으로 1일 입원)하시게 될 가능성이 있으므로 양해를 부탁드립니다.
3) 만일 합병증이 발생하게 되면 외과수술을 포함해 최선의 처치를 시행합니다. 또한 귀가 후에도 복통이나 혈변 등이 나타나는 경우는, 쇼와대학 요코하마 북부병원·소화기센터(대표 : 045-949-7000)로 연락하시기 바랍니다.

그림1 동의서

4) 본원은 교육병원이기 때문에 교육학술목적으로 검사 시에 얻은 영상이나 병리표본 등의 자료를 사용하는 경우가 있습니다. 이런 자료들을 이용한 교육, 연구는 의료와 의학을 진보시키기 위해서, 그리고 의사나 간호사 등의 의료종사자를 육성하는 데 없어서는 안 될 귀중한 것입니다. 사용하는 때에는 개인을 특정할 수 있는 정보가 일체 드러나지 않는 방법으로 사용됨을 약속드립니다. 이를 통해 윤리적인 면에서 충분한 배려를 바탕으로 교육이나 연구를 시행할 것을 약속드립니다. 여기서 언급한 배려 가운데는 개인의 사생활을 완전히 보호하는 것, 개인의 존중, 인권, 이익을 완전한 형태로 존중하는 것, 교육이나 연구의 목적과 수단이 과학적으로 합리적인 것임을 병원이 확인하는 것 등이 포함됩니다.

5) 검사 내용에 따라 순번이 바뀌는 경우나 긴급검사로 인해 예약시간을 부득이 엄수하지 못하는 경우가 있으며, 5시간 이상의 대기가 발생하는 경우도 있으니 양해를 부탁드립니다.

4. 진정제(수면제) 및 정맥주사용 수액에 대해서

1) 본원에서는 내시경검사를 시행할 때, 통상 진정제(수면제)를 사용하고 있습니다. 진정제를 사용하는 목적은 검사시의 긴장을 완화하고, 검사를 편안하게 받을 수 있도록 하기 위해서입니다. 그러나 진정제 사용으로 검사 후에 졸리움이 남거나, 판단력이 저하되는 경우가 있습니다. 진정제의 효과는 사람에 따라 다르지만, 반나절 정도 졸리움이 계속되는 경우도 있습니다.

2) 정맥염(팔의 혈관 주위가 붉게 부어오르고 통증이 생기거나 하는 경우)이 생길 수 있습니다. 진정제를 사용한 경우에는 충분한 휴식을 취하고 귀가하십시오.

3) 진정제를 사용한 경우에는 당일 운전을 해서는 안 됩니다. 차를 직접 운전해 내원하신 분은 희망하더라도 진정제를 사용할 수 없으므로 양해를 부탁드립니다.

4) 검사 시에 검사담당의사가 부적절하다고 판단하는 경우(혈압이 너무 낮거나, 호흡상태가 저하된 경우)에도 진정제를 사용할 수 없습니다.

이상의 내용에 대해 충분한 설명을 받고 이해하였기에 실시에 동의합니다.

_______년 _____월 _____일

쇼와대학 요코하마 북부병원

환자 성함 ________________ (인)
보호자 또는
대리인 성함 ________________ (인)
(환자와의 관계, )

(환자보관용 사본)

# Ⅱ. 대장내시경검사의 전처치와 전투약

## 1. 전처치

적절한 대장내시경검사를 시행하기 위해서는 전처치가 중요하다. 훌륭한 전처치는 관찰조건을 개선하여, 관찰시간의 단축·환자의 고통완화, 안전한 수기로도 이어진다.[1)]

축유지단축법은 접근하는 주름을 Slalom 테크닉으로 하나하나 넘어가는 것을 기본으로 하는 삽입기술이다. 주름을 넘어갈 때의 최적거리는 짧기 때문에, 전처치가 불량하면 다음 관강으로의 어프로치가 곤란해져 삽입시간이 길어진다. 또한 전처치가 나쁘면, 필요이상으로 관강을 신전시키게 되어 통증의 원인이 된다.

불충분한 전처치로 내강에 대변 덩어리나 액체가 남아 있으면 큰 융기성 병변은 물론이고, 옅은 발적 등으로 발견되는 함요형 병변이나 LST는 발견 불가능하다고 해도 좋다.

ESD 등, 고도의 내시경치료에 있어서는 천공의 리스크도 있어 전처치가 나쁜 상태에서는 위험이 수반된다.

대장내시경검사의 전처치에는 현재 주로 3가지 방법이 있고 각각의 특징이 있다. 검사의 목적에 따라 전처치법이 다소 달라진다. 따라서 각각의 방법을 숙지하고, 환자의 상태 및 검사의 목적에 맞춰서 전처치법을 선택할 필요가 있다. 우리는 원칙적으로 Niflec®(Polyethylene glycol)을 사용하며, 증례에 따라서 영양유동식을 사용한 전처치법을 이용하거나, 하제(下劑, laxative)와 관장(灌腸) 등을 조합한다. 여기서는 각각의 방법에 대해서 설명한다.

### A. PEG®(Polyethylene glycol, PEG)을 사용한 진처치치

니플렉®[1](Niflec®, Ajinomoto Co., Inc.)액은 장관에서 흡수되지 않고 체액에도 거의 영향을 주지 않기 때문에 심장·신장기능에 영향이 없으며, 고령자에게도 안전하게 사용할 수 있다. 뛰어난 장관세정력을 지니고 있어 최근 가장 널리 사용되는 방법이다.

검사 전일까지 일반식사를 섭취하게 한다. 다만 전일 저녁식사는 가급적 21시까지 마치고, 해조류나 씨가 많은 과일은 피하도록 지도한다.

원내에서 Niflec®을 복용시키는 경우에는 검사 당일 검사 개시 3시간 전에 복용을 시작한다.

1. 이하 PEG로 번역하였다

집에서 준비하는 경우에는 통원시간을 고려해서 복용을 개시하도록 하고, 검사 개시 30분 전에 내원하게 한다. 일반적인 일본인의 체격에는 2L로 충분하며, 2L 중 처음의 1L는 가능한 한 일찍 마시게 하는 것이 바람직하다(체격이 큰 사람이나 배변습관이 나쁜 사람에서는 적절히 양을 증가시킬 필요가 있다). 통상 마시고 나면, 15분에서 1시간 후에 배변이 시작되며, 5~8회의 배변이 나온다. 변의 성상을 물어봐서 옅은 황색으로 탁하지 않은 색이 되었다면 검사가능하다고 판단한다. 2L를 마신 후 1시간이 지나도 배변이 없는 경우에는 글리세린 120mL 관장을 시행하여 배변을 촉진한다. 고형변이 섞여 있거나 혼탁한 양상인 경우에는 미온수 500mL의 고압관장이나 PEG® 1L 복용을 추가한다. 원활한 검사를 시행하기 위해서는 변의 성상을 체크하여 적시에 추가 관장을 시행하는 것이 필요하다.

PEG®은 마시기 쉽도록 여름에는 냉장고에 차게 하고, 겨울에는 실온에서 보관하는 등으로 응용하면 좋다. 원내 전처치에서는 PEG® 2L당 약 3mL의 시메티콘(simethicone)을 섞어서 사용하며, 재택환자에서는 시메티콘 정(錠)을 복용하게 하면 장관 내 기포가 적어져 관찰이 쉬워진다. 또한 설사작용이 있기 때문에 복부팽만감, 연동항진, 복통, 구역 등을 유발하는 경우도 있다. 소화관에는 매일 8L의 소화액이 분비되며 통상적으로는 그 분비된 액체 전량이 재흡수되지만, 경구장관세정제에 의해 수분재흡수가 억제되므로 탈수증상을 일으키는 경우가 있다. 그 때는 어지러움, 휘청거림, 한기(寒氣), 탈력감, 일과성 저혈압 등의 증상이 나타난다. 복용 시에는 방을 가급적 쾌적한 조건으로 하며, 냉난방에 대해서도 배려할 필요가 있다. 본원에서는 검사 시 모든 환자에게 500mL의 수액을 처방하고 있다.

## B. Visiclear®를 사용한 전처치

Visiclear®는 미국에서 2001년부터 판매되고 있는 Visicol 정(錠)(Salix Pharmaceuticals, Inc.)을 일본인에게 적용해 용법, 용량을 변경한 경구장관세정제이다. Visiclear®의 용법용량은 대장검사 4~6시간 전부터 한 번에 5정씩, 약 200mL의 물 또는 차와 함께 15분마다 총 10회(합계 50정) 내복한다. 알약인 점과 특이한 냄새가 없어서 환자가 받아들이기 쉬울 것으로 기대된다.

Visiclear®는 인산수소나트륨1수화물 및 무수인산수소나트륨을 유효성분으로 하여 배합된 제제이다. 작용기전은 장관 내에 수분을 저류시켜 설사를 자극하는 작용을 보임으로써, 장관세정효과를 발휘한다고 여겨진다. 또한 당분을 포함하고 있지 않아 장관세균의 작용에 의해 폭발성 가스가 생기지 않는 점도 특징으로 들 수 있다.

대장내시경 검사의 전처치에 있어 뛰어난 세정효과를 보이는 것이 보고되었지만, 한편으로 제제 자체에서 유래된 불용성 성분이 장관 내에서 확인된 경우도 보고되었다. 불용성 성분의 대부분은 Visiclear®의 첨가물인 셀룰로스에서 유래한다. 현재 불용성 성분에 대한 개량이 진행 중이며, 향후 환자의 편의성, 전처치의 질이 올라갈 것으로 기대된다.

중증의 신장 질환이나 고혈압이 있는 고령자는 적응이 되지 않으므로, PEG®을 사용한다.

## C. Magcorol P®(구연산 마그네슘)을 사용한 처치

최근 내시경검사는 sedation의 도입으로 검사 자체의 고통은 경감되었다. 하지만 그로 인해 대장내시경에 있어 전처치에 대한 고통이 더 두드러지게 느껴질 가능성이 있다. Magcorol P®를 사용한 전처치는 세정효과에 있어서는 다소 열등하다고 여겨지기 쉽지만, 효과적으로 복용하면 PEG®에 근접하는 수준으로 세정효과를 향상시킬 수도 있어서 전처치를 편안하게 해줄 가능성이 있다.

기본적인 방법으로는 검사 전일에 식사제한을 하지 않고, Magcorol P®와 소화관기능조정제나 하제(laxative)를 사용하는 방법이다. 구체적으로는 검사 당일 아침에 Laxoberon®(sodium picosulfate hydrate)를 복용하게 하고, Magcorol P® 100mg에 물을 섞어 1,800mL로 한 등장액을 음용하게 한다.

그러나 세정효과를 올리는 방법으로, 전일 저녁식사를 제한식으로 하고 20시부터 1,800mL의 절반인 900mL를 Laxoberon®과 함께 1시간에 걸쳐서 음용하고, 검사 당일 아침부터 금식, 검사 5시간 전부터 남은 900mL를 Laxoberon®과 함께 음용하는 방법도 유효하다. 또 2회로 나눠 마시기 때문에 구역이나 복부팽만감을 줄이는 효과도 기대된다.

또 수분량에 대해서도 고려해 검사 전일 밤에 Laxoberon 10mL를 복용하고, Magcorol P를 물에 섞어 1,000 mL로 만든 경도고장액을 복용하게 하는 방법 등도 있다. Magcorol P®를 고장액으로 복용하는 경우, 장관 내로 수분이 이동해서 탈수나 전해질 이상을 유발할 가능성이 있지만, 등장액, 경도고장액으로 한 경우에는 이런 부작용의 가능성은 낮다. 이 방법은 PEG에 비해서 수분량, 미각(味覺) 면에서 뛰어나다.

이 방법은 원내에서 장관세정제 음용을 희망하는 사람이나 귀가시간이 늦어 전일부터 전처치를 하기 어려운 사람에 유용하나 마그네슘 배설지연의 가능성이 있어 신장기능 장애가 있는 환자에게는 적응이 되지 않으므로 PEG®를 사용한다.

## D. 기타 방법

관장, 하제, 소화관기능조정제 등에 의한 방법이다. 검진 등으로 S상결장까지만 검사하는 경우에는 글리세린 120mL를 사용한 관장만 하는 방법도 있다.

# 2. 전투약

본원에서 검사 전 투약으로 ①진정제, 진통제와 ②진경제 투여를 하고 있다. 인후두반사로 인한 고통이 존재하는 상부내시경과는 달리, 하부내시경의 경우에는 어느 환자에게나 반드시 생리적으로 발생하는 통증이라는 것은 존재하지 않는다. 대장내시경 삽입 시의 통증은 주로 장관의 신전으로 인해 유발된다. 따라서 후술할 "축유지단축법"을 올바로 시행해서 장관이 과신전되지 않는다면, 기본적으로 진통제는 불필요하다고 생각한다.[2] 다만 시술자의 기량·환자의 상황에 따라서는 다음과 같은 보조적 약제의 투여도 고려한다.[3]

## A. 진경제(鎭痙劑)

대장내시경검사에 있어 장의 연동을 억제하고, 장관의 단축 · 접어서 삽입하기를 용이하게 하기 위해서 진경제를 사용한다. 본원에서는 Butylscopolamine(Buscopan®) 5mg을 정주(靜注)하고 검사를 개시한다. 정밀관찰이나 내시경치료 시에 다시 연동이 관찰되는 경우에는 필요에 따라 추가 투여한다. 본제는 녹내장, 중증 심질환, 전립선비대증 등에서는 원칙적으로 투여금기이며, 이런 경우에는 Glucagon 1mg(Glucagon G Novo®, Novo Nordisk Pharma Ltd.)을 정주로 사용한다. Buscopan®의 작용지속시간은 약 20분 정도라고 하지만 개인차가 크다. 우리의 경험상 글루카곤은 작용발현은 빠르지만, 작용지속시간은 짧은 것 같다.

Buscopan®의 부작용으로는 구갈, 눈의 조절(accommodation)장애, 심계항진, 안면홍조, 배뇨장애가 보고되었다. 글루카곤의 부작용으로는 간의 글리코겐 분해로 혈당상승작용이 나타나는 경우가 있으며, 당뇨병 환자에서는 혈당조절에 영향을 미칠 가능성이 있다. 또한 반응성 저혈당을 보이는 경우도 있어, 특히 간질환이 있는 환자에서는 인슐린 분비촉진작용에 의한 이차성 저혈당을 야기할 가능성이 있으므로 주의가 필요하다.

### 1) 페퍼민트 법

사용금기나 부작용 때문에 Buscopan®이나 글루카곤을 사용하지 못하는 경우에는 페퍼민트법을 사용한다. 페퍼민트 오일(peppermint oil)은 박하잎을 증류처리하여 추출한 정유(精油)로 주성분은 멘톨이다. 멘톨은 예로부터 치약, 구강세정제, 담배나 엿 등에 첨가물로 쓰였으며, 서구에서는 과민성대장증후군의 치료제로서 이용되어 왔다. 작용기전으로는 소화관평활근세포의 칼슘채널을 억제함으로써 근이완작용을 발현해서 장관연동을 억제하는 것으로 여겨진다. 페퍼민트 오일은 내시경 겸자공을 통해서 산포투여가 가능하며, 정맥주사나 근육주사의 필요가 없어서 어두운 내시경실에서 주사바늘로 인한 사고의 위험도 피할 수 있다. 또한 청량감이 있는 향기로 환자나 시술자 쌍방의 릴랙세이션 효과도 기대되며, 게다가 가격도 싸다. 본원에서는 Buscopan®이나 글루카곤을 정주하고 검사를 시작하며, 적절히 추가투여를 시행하지만 과량투여에 의한 부작용 발현이나 비용적인 면을 감안해 기본적으로 Buscopan® 20mg, 글루카곤 1mg까지만 사용하고, 추가적인 진경제로 페퍼민트 오일을 사용하고 있다. 산포후 작용발현은 비교적 빠르지만, 지속시간은 10분정도인 경우가 많다. 페퍼민트 오일 산포만으로 모든 검사치료를 시행하기에는 한계가 있으므로 우선은 정주 진경제를 사용하고, 연동이 강해서 삽입이나 관찰이 곤란한 경우나 치료 시에는 적절한 타이밍에 사용하는 것이 바람직하다.

## B. 진정제·진통제

복부수술의 과거력이 있고 장관유착을 동반해서 통증이 생기는 증례나, 정신적 요인으로 통증역치가 저하된 환자(특히 처음 검사하는 경우, 이전 검사에서 통증이 심했던 경험이 있는 환자)에 대해서는 진정제나 진통제를 쓰는 편이 좋다. 그런 때도 의사의 구두지시를 이해하고 응답할 수 있으며, 양자가 협력하여 검사할 수 있는 상태, 소위 conscious sedation 상태로 하는 것이 이상적이다.[4]

### 1) 미다졸람·디아제팜·페치딘을 사용한 진정

현재, 대장내시경 시에 진통제로 사용되는 주요 약제는 표1과 같다.[5] 진정제로 쓰이는 벤조디아제핀계 진정제(benzodiazepines ; BZ)는 지용성으로, 신경작용이 신속히 나타난다는 특징이 있다. 미다졸람(midazolam)은 반감기가 1~4시간으로 짧다. 그에 반해 디아제팜(diazepam)은 반감기가 길며, 정맥주사 시에 혈관통이 생기는 것이 어려운 점이다. BZ은 간대사를 받으므로, 고령자나 간질환이 있는 환자에 대해서는 사용량에 주의한다.[6] 과잉투여로 인한 호흡억제나 의식저하, 혈압저하에 특히 주의를 요한다.

주의점 : 투여량은 참고치이며, 개별환자의 상태, 기저질환 등에 따라 투여량을 검토한다.

| | 종류 | 투여량 |
|---|---|---|
| 진정제 | 벤조디아제핀계 항불안약제[장시간형] | |
| | diazepam | 10mg |
| | 벤조디아제핀계 항불안약제[중간형] | |
| | flunitrazepam | 0.02~0.03 mg/kg |
| | 벤조디아제핀계 항불안약제[단시간형] | |
| | midazolam | 0.05~0.3 mg/kg |
| 진통제 | 비마약성약제 pentazocin | 0.6mg/kg |
| | buprenorphine | 4 $\mu$g/kg |
| | 마약 pethidine(meperidine HCl) | 35mg |

표1 진정제, 진통제의 종류와 투여량

페치딘 염산염(meperidine hydrochloride) 등의 마약성 진통제도 BZ과 비교하면 의식레벨 저하나 순환억제는 약하지만, BZ과 병용하면 상승작용이 생겨서 호흡억제를 초래하기 쉬워진다. 또한 어지러움, 구역·구토 증상이 나타나는 경우가 있어 고령자나 각종 기저질환이 있는 환자에서는 투여량을 감량할 필요가 있다.

과도한 Sedation에 대한 대처법으로서는 ①불러 깨우거나 자극을 가함, ②길항제 플루마제닐(flumazenil, ANEXATE®), 날록손 염산염을 투여, ③산소 투여, ④탈수 보정 등이 유효하다.[4]

## 2) 프로포폴을 사용한 진정

프로포폴(profopol)은 일본에서 1995년에 출시되었다. 정맥 내 마취제이면서도 흡입마취제처럼 마취심도를 조절할 수 있는 전신마취제이다. ①최적 진정레벨을 양호하게 유지할 수 있다, ②진정심도(鎮靜深度) 조절성에 있어 뛰어나며, 목표로 하는 진정레벨을 신속히 조절할 수 있다, ③의식회복 및 기관삽관의 발관이 신속하며, 게다가 시간예측이 가능하다는 등의 특징이 있다. 일본에서의 보험적용은 2011년 현재, ①전신마취의 도입, 유지, ②기관삽관하 인공호흡 중의 진정에 한정하므로, 우리 내시경의사들이 일반 내시경검사에서 진정제로 접하는 경우는 드물다.

이에 반해, 내시경 중 진정의 도입관리를 마취과의가 시행하는 미국-유럽에서는 프로포폴의 사용 역사가 오래되었다.[7,8] Cochrane Library의 meta-analysis에서 대장내시경 검사 시의 프로포폴 사용군은 통상군에 비교해 회복시간이 짧고, 퇴원에 소요되는 시간, 환자의 만족도에서 유의하게 뛰어난 것으로 확인되었다.[9]

프로포폴에 의한 진정의 문제점은 진정심도가 너무 깊어짐에 따라 호흡억제를 일으키거나, 혈압저하가 생길 가능성이 있다는 점으로, 가능한 한 마취과 의사의 관리하에 사용할 것이 추천되고 있다.[10] 다만 임상현장에서 의사부족이 지적되고 있는 일본에서 모든 내시경검사에 마취과의가 입회하여 마취관리를 시행할 수는 없다. 그래서 내시경 중 환자의 상태를 모니터하면서 자동적으로 프로포폴의 투여량을 안정한 범위 내로 결정하는 CAPS(computer-assisted personalized sedation) 시스템이 개발되었다. CAPS 시스템의 사용이 통상의 진정군에 비해 마취도입 시 산소포화도저하를 유의하게 예방하며, 회복시간을 단축한다는 임상 데이터가 축적되고 있다.[11,12] 향후 CAPS 시스템이 일반화될 가능성이 있다.

진정의 효과가 확실히 인정되고, 또한 진정에서 더 빨리 회복하는 효과가 있는 진정제를 투여할 수 있는 시스템을 도입함으로써 내시경을 고통 없이, 단시간에 할 수 있게 된다면, 환자들의 내시경검사 수진율 향상을 기대할 수 있을 것이다.

## 3) 본원의 방법

본원에서는 추가 약제를 투여할 가능성을 고려해, 초기수액 시에 정맥루트 확보를 시행하고 있다. 디아제팜 5~10mg을 투여 후, Butylscopolamine(Buscopan®) 5mg을 투여하고서 검사를 개시한다. 검사 도중에 통증이 있을 때는 적절히 페치딘 염산염(meperidine hydrochloride)을 17.5~35mg 정맥주사하고 있다.

## 4) 진정제, 진통제 사용 시의 안전수칙

우리들은 이전에 이런 진정제, 진통제를 적극적으로 사용하지 않았지만, 최근 비교적 적극적으로 사용하고 있다. 그 이유로 대장내시경검사는 거의 모든 환자에서 1회로 끝나는 검사가 아니기 때문이다. 특히 대장암이나 염증성장질환 등의 과거력이 있어, 수 년~수십 년에 걸쳐 정기적으로 검사를 받을 필요가 있는 환자에게 대장내시경이 고통스럽다는 인상을 주는 것이야 말로 환자를 검사로부터 멀어지게 하는 원인이 된다. 그로 인해 질환의 조기발견이 지연된다면, 환자에게 이보다 큰 불이익은 없다. 적절한 양의 진정제, 진통제나 진경제를 사용해서 안전하며 고통 없는 검사를 시행하는 점이 중요하다.

실제로 이들 약제를 검사 시에 사용하기 위해서는, 지난 번 검사에 대한 정보가 필수적이다. 지난 번 검사에서 통증이 심해 진정제나 진통제를 추가로 사용해 검사했던 증례에서는 매번 거의 같은 양의 약제를 사용해야 적절한 효과를 얻을 수 있을 가능성이 높으므로, 반드시 지금까지의 정보를 확인하여 투여량을 결정한다. 그리고 호흡억제, 혈압저하를 일으켰던 증례에 대해서는 약제사용량을 반으로 줄이는 등, 유사한 부작용이 일어나지 않도록 주의를 기울인다.

다만 대장내시경 시에 환자의 통증 호소는 환자의 장(腸) 상태를 보여주는 중요한 하나의 신호(sign)이라는 점을 명심해야 한다. 특히 대장내시경 삽입 시에 환자가 대단히 심한 통증을 호소한다는 것은 장에 심한 긴장이 걸려있다는 신호이며, 그대로 무리하게 검사를 계속하면 천공될 가능성도 있다. 따라서 특히 초보자들은 과도한 진정에 주의해야 한다.

COLUMN

### 내러티브(narrative)와 내시경삽입

최근 내러티브 의료(narrative based medicine:NBM)가 재인식되고 있다. Narrative란 이야기, 대화라는 의미로, 환자와의 커뮤니케이션을 중시하여 증상을 지향하는 의료이다. EBM과는 달리 경험에 바탕한 암묵지(暗默知)에 의한 의료라고도 할 수 있겠다, 의사에게 필요한 것은 단순히 형식지(形式知)만이 아니라, 경험에 근거한 암묵지가 중요하다.

대장 하나하나도 어느 한 사람 똑같은 주행을 하고 있는 경우가 없고, 하물며 에비던스(evidence) 따위의 이정표도 없다. 자신의 지식과 경험을 바탕으로 대장과 대화하듯이 축유지단축법을 묵묵히 시행하는 수 밖에 없는 것이다. 이런 경우에는 무의식적인 반사적 행위와 고도로 연마된 집중력이 중요해 진다.

# Ⅲ. 감염증 대책

최근 소화기내시경 보급과 함께 내시경검사를 통한 의인성(醫因性)감염사고가 보고되어 감염예방대책이 강구되고 있다.

대장내시경검사에서 감염을 예방하기 위해서는 혈액을 통해 감염되는 바이러스, 즉 B형 간염 바이러스(HBV), C형 간염 바이러스(HCV), 에이즈 바이러스(HIV) 등 외에도, 매독, MRSA, 결핵균 등을 대상으로 한 내시경기계의 세정, 소독이 필요하다. 경내시경감염(經內視鏡感染)을 예방하기 위해서는 이 세정·소독을 개별증례마다 엄중히 시행하지 않으면 안 된다.[1]

## 1. 내시경의 세정·소독

현재 내시경 소독에는 과초산(peracetic acid), 글루타르알데히드(glutaraldehyde)나 오르토프탈알데히드(OPA ; Orthophthalaldehyde)의 고수준소독약(High-level disinfectant)이나 전해산성수(electrolyzed acid water)가 사용되고 있다.[2-5]

### A. 내시경 소독액

- 과초산 : 0.3% 과초산은 강력한 산화력으로 살균력을 발휘, 5분만에 고수준소독이 가능하다. 과초산은 초산, 과산화수소, 산소, 물로 분해되기 때문에 유해물질을 생성하지 않는다. 금속부식성이 있어, 부식을 피하기 위해 pH를 조정하여 전용세정기에서 사용한다.
- 글루타르알데히드 : 내시경의 소독제로서 오랜 기간 사용되어 온 고수준소독약이다. 일반세균, 항산균, 신균, 바이러스 등에 유효하며, 유기물 존재하에서도 활성을 유지할 수 있는 살균제이다. 소독시간이 긴 점, 폭로로 인한 부작용의 문제가 있지만, 금속, 고무, 플라스틱 등을 부식시키지 않으며, 열에 약한 내시경의 소독에 적합하다. 내시경 소독시에는 먼저 2% 글루타르알데히드에 10분간 담귀 소독(浸漬消毒)한 후 물에 헹구고, 알코올을 사용해 추가 건조를 시행한다.
- 오르토프탈알데히드 : 0.55%농도의 것이 시판되고 있다. 소독시간이 5분으로 글루타르알데히드보다 짧다. 글루타르알데히드에 비해 피부, 점막에 대한 자극이나 독한 냄새가 적고, 물질적합성이 뛰어나 기구표면에 혈액응고나 조직고착이 적다.

- 전해산성수 : 염소 농도 10~60ppm의 전해산성수를 사용한 전자동 내시경세정기가 승인, 시판되고 있다.

### B. 내시경 세정·소독의 실제

본원에서는 1례마다 전자동 내시경세정기를 사용해 세정, 고수준소독을 시행하고 있다.
〈내시경 세정·소독의 실제〉

1) 물 100mL를 흡인한다.
2) 젖은 거즈로 내시경삽입부를 닦아낸다.
3) 내시경 본체를 부드러운 스폰지를 사용해 효소계 세제로 씻는다.
4) 솔질(brushing)
   ① 흡인 버튼을 떼어내고, 흡인구에서 연결관 흡인구 금속부까지
   ② 흡인 버튼을 떼어내고, 흡인구에서 내시경 선단까지
   ③ 겸자구에서 내시경 선단까지
   ④ 작은 브러쉬로 흡인구와 겸자구를 씻는다.
5) 내시경 자동세정기에서 세정, 고수준소독을 시행한다.
6) 알코올을 각 채널 내로 통과시키고 송기하여 건조시킨다.

## 2. 내시경 처치기구의 세정·소독

본원에서는 생검겸자, 주사바늘은 1례마다 교체하고 있다. 사용한 모든 처치기구는 물로 씻기, 글루타르알데히드 소독, 초음파세정, 가압증기멸균기(autoclave)(또는 가스멸균)로 처리한다.

내시경기기의 세정소독에 관해서는 시설 간에 차이가 있는 것이 현실이다. 향후 시설 간의 차이를 없애는 것도 과제이다. 또한 세정, 소독법도 향후 연구진보에 따라 더 개량될 것이다.[5)]

## 일본의 대장내시경 가격은 비싼가?

의료제도, 보험제도의 차이로 단순한 금액의 비교는 곤란하지만, 대략적인 세계 각국의 대장내시경검사료를 비교하였다.

물가 차이를 고려한 지표로 햄버거 1개의 가격을 사용하여 검사료가 햄버거 몇 개분에 상당하는지로 비교한 결과, 유럽이나 미국, 태국 및 일본은 브라질, 중국, 한국보다도 비싼 경향이 있었다.

일본의 검사료는 보험적용이 되면 현시점에서 30% 환자부담이어서, 실제 환자측 부담은 햄버거 약 15개분이다. 세계 각국과 비교해도 비교적 싼 가격에 검사를 받을 수 있으므로, 환자들이 적극적으로 검사를 받고 조기발견·조기치료 할 수 있기를 바라는 바이다.

| 국명 | 대장내시경검사료(엔Yen) | 햄버거 1개 단가(엔) | 검사료 / 햄버거 단가 |
|---|---|---|---|
| 일본 | 약 16,000 | 320 | 50 |
| 미국 | 약13,000~약 23,000 | 299 | 43~77 |
| 프랑스 | 약 21,000 | 397 | 53 |
| 독일 | 약11,700~약 25,000 | 397 | 29~63 |
| 러시아 | 약 780~약 8,700 | 205 | 4~42 |
| 브라질 | 약 3,000~약4,600 | 443 | 7~10 |
| 인도 | 0~약 9,000 | 150 | 0~60 |
| 중국 | 약 3,700 | 164 | 23 |
| 한국 | 약 3,700 | 238 | 16 |
| 태국 | 약 7,000~약42,000 | 186 | 38~226 |

※ 2011년 5월 환율기준

※ 햄버거는 M사 빅맥(2011년 5월 시점)의 가격

# Ⅳ. 대장내시경삽입의 기본적 사항

## 1. 대장의 해부

### A. 대장의 주행

대장은 맹장에서 항문으로 이어지는 장관(腸管)으로, 직장, 하행결장, 상행결장은 후복막에 고정되어 있지만, RS나 S상결장, 횡행결장은 복강 내에 고정되어 있지 않아서 가동성이 있으며, 늘어난 상태에서 약 1.5~1.8m, 단축된 상태에서는 약 70~80cm이다. 대장은 그림 1과 같은 모식도로 설명할 수 있다.[1] 내시경 검사를 위해서는 대장의 입체적 주행을 이해할 필요가 있다.

항문에서 RS까지는 Houston 밸브라 불리는 주름이 통상 3개가 있다. 통상 두 번째 Houston 밸브(middle Houston valve)는 복막반전부에 해당하며, 이곳을 넘어가면 장관은 복강 내로 들어간다. 그 바로 구측(口側)에 강한 굴곡을 보이는 부위인 직장S상결장곡(RS)이 있으며 거기서부터 S상결장이 된다(그림 2, 3).

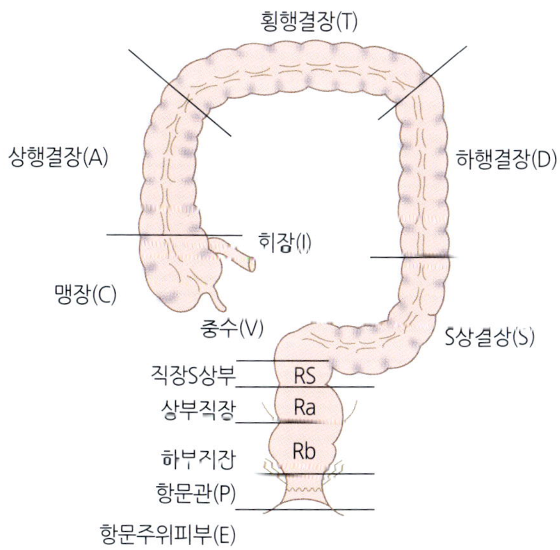


각 부위를 표시한 대문자 기호는
I : Ileum
V : Vermiform processus
C : Cecum
A : Ascending colon
T : Transverse colon
D : Descending colon
S : Sigmoid colon
RS : Rectosigmoid
R : Rectum
Ra : Rectum (above the peritoneal reflection)
Rb : Rectum (below the peritoneal reflection)
P : Proctos
E : External skin

그림1 『대장암취급규약』에 따른 대장의 구분

[대장암연구회(편) : 대장암취급규약 제7판 보정판, p.8, 金原출판, 2009에서]

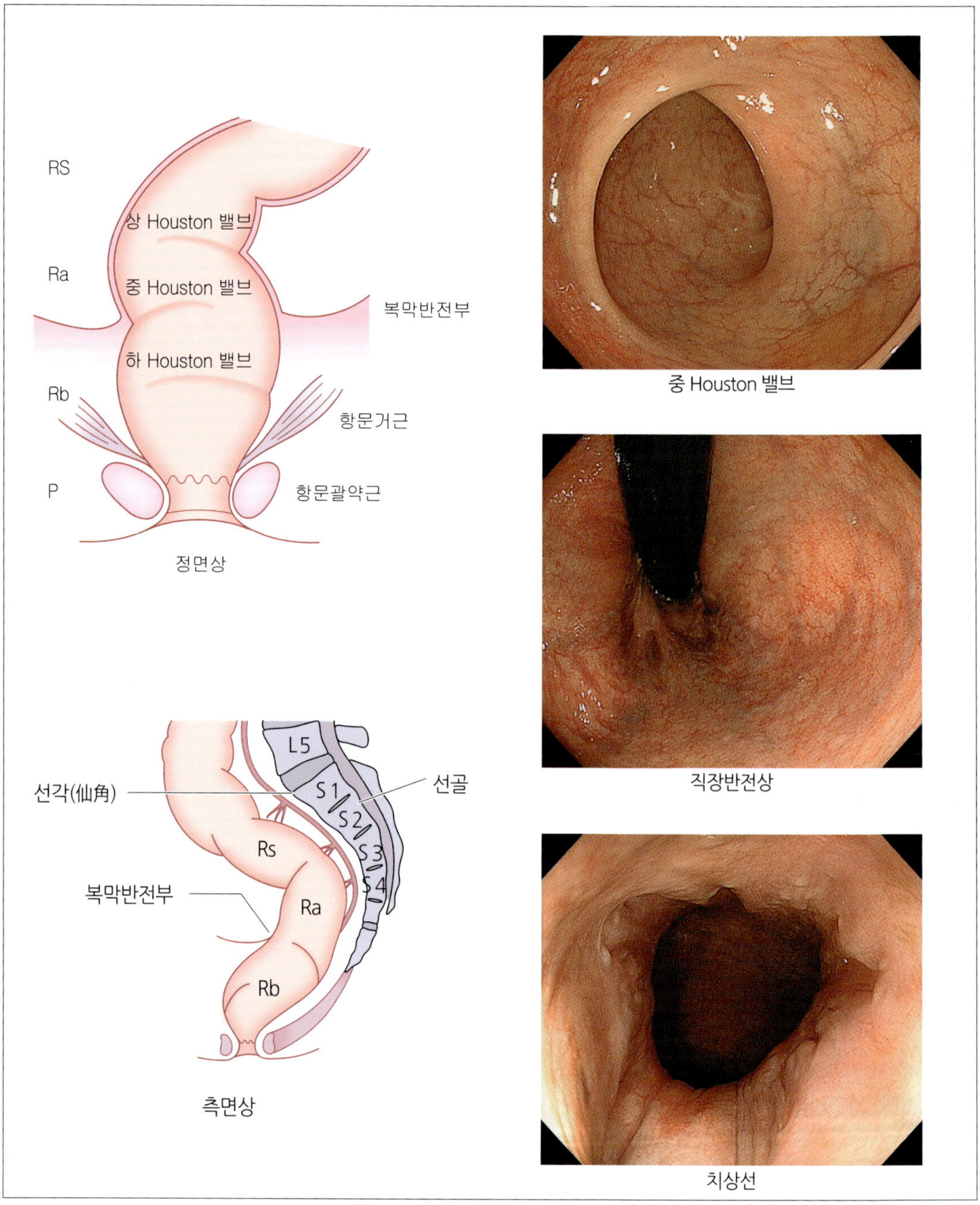


그림 2 직장의 해부

직장은 치상선에서 RS에 이르는 길이 약 15cm의 범위를 가리킨다. 직장의 측벽과 하부는 항문거근의 지지를 받으며, 골반저를 통과해서 항문관으로 연결된다. 항문관은 치골직장근부착부상연에서 항문연까지의 관상부로, 그 외측은 항문주위피부이다. 직장에는 통상 상·중·하 3개의 Houston 밸브가 있고, 중(中) Houston 밸브가 복막반전부에 해당한다.

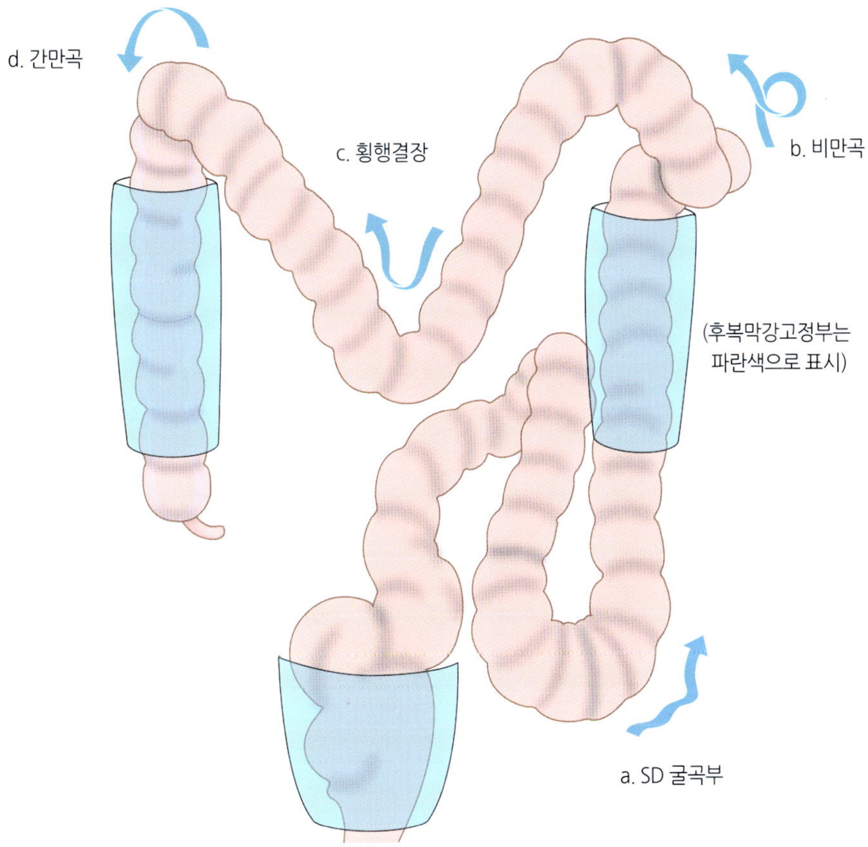


a : SD 굴곡부는 가동성이 높은 S상결장에서, 후복막강에 고정된 하행결장으로의 이행부이며, 항문측복측에서 구측배측(口側背側)으로 강한 굴곡을 보이는 경우가 많다.
b : 비만곡에서는 장관은 배측(背側)에서 복측(腹側)으로 이행하여 횡행결장으로 이어진다.
c : 횡행결장은 자유도가 높고, 중앙부에서 복측으로 구비져 있다.
d : 간만곡에서 장관은 배측으로 이행하여, 후복막강에 고정된 상행결장으로 이어진다.

그림3 대장의 모식도

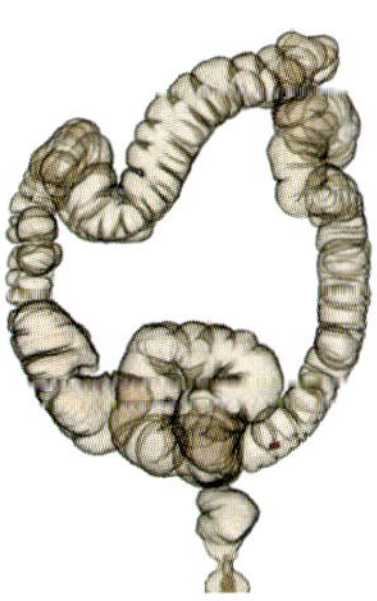

그림4 대장의 3D CT사진

RS 및 S상결장은 복강 내에 고정되어 있지 않고, S상결장간막(間膜)에 부착되어 있어서 가동성이 크며 강한 굴곡을 보이는 경우가 많다. 구측의 하행결장으로 이행하는 부위가 S상결장으로, 대장내시경삽입에 있어 초보자가 가장 힘들어 하는 부위의 하나이다. 하행결장은 후복막에 고정되어 거의 직선적이다. 비장 아래의 비만곡에서는 전방으로 구부러지며 횡행결장으로 이행한다. 횡행결장도 역시 횡행결장간막으로 느슨하게 고정되어 있어 복강내에서 가동성이 높다. 간만곡의 구측이 상행결장이며 다시 후복막강으로 들어간다(그림 3, 4).

통상 후복막강에 존재하는 하행결장·상행결장에서는 내시경 통과가 용이하다. 초심자가 힘들어하는 부위는 복강 내에 유리된 S상결장 · 횡행결장과 SD굴곡부·비만곡·간만곡 등의 굴곡부이다. 또한 염증이나 복부수술 등으로 장관 유착이 생기면, S상결장이나 횡행결장의 가동성이 제한되어 특이한 형태의 굴곡이나 고정이 생기기도 한다(그림 5).

COLUMN

### Inspection

스키 경기에서는 레이스 전에 코스를 내려가 보는데, 이것을 스키계에서는 "인스펙션"이라 한다. 인스펙션시에는 눈 덮인 지면 위에 세워진 폴(기문) 사이를 천천히 내려가면서 폴의 세팅을 머리에 입력한다. 레이스는 제일 차가운 아침, 코스 위의 인스펙션시에서 시작한다.

내시경검사의 인스펙션, 그것은 환자의 체형을 가볍게 살펴보는 것이다.

"음, 상당히 마른 체형이군. 굴곡이 강하겠는데"

"앗, 씨름선수? 늘어질 가능성이 크다."

일단 체형이나 수술 과거력을 살펴서 사용할 내시경을 결정한다.

환자와의 대화도 중요하다.

Dr : "ㅇㅇ씨, 지난 번 검사는 힘들었습니까?"

환자 : "선생님, 지난 번 검사는 엄청나게 힘들었어요. 저, 아파서 울다시피 했다니까요."

꽤나 급경사면이라 예상되어 신중히 코스를 선택, 말하자면 신중한 축유지단축법이 필요하다.

대장내시경검사는 항문에 내시경을 삽입하기 전부터 시작되고 있는 것이다.

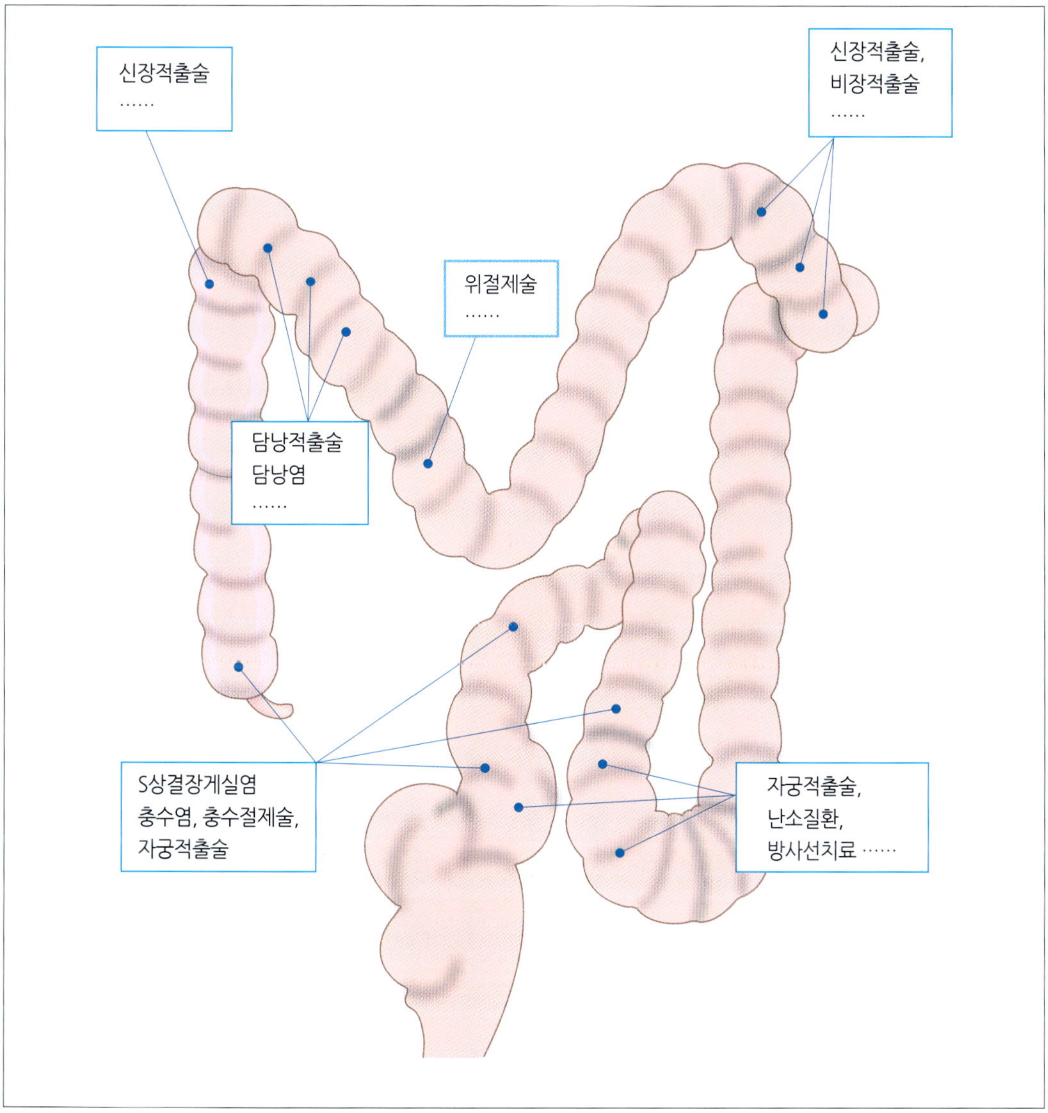


그림5 염증·수술로 인해 유착이 일어나기 쉬운 부위

### Houston 밸브

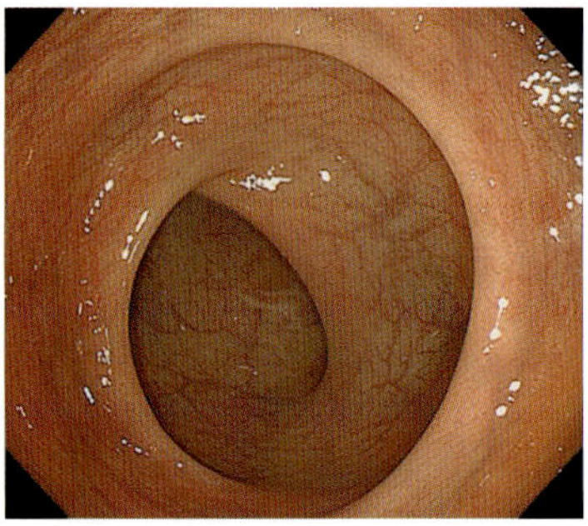

직장의 내강

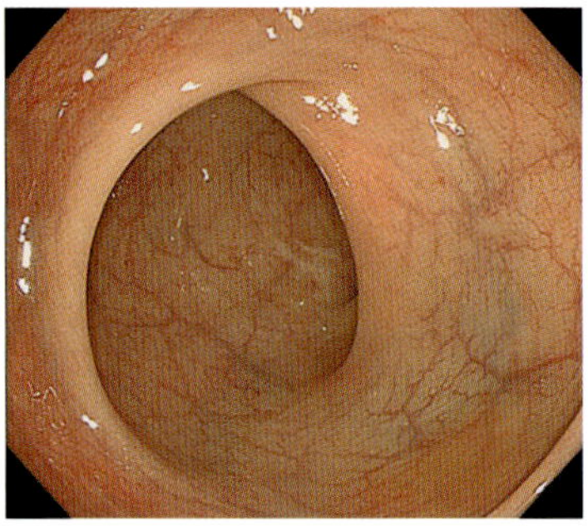

중(中) Houston 밸브(valve)

Houston 밸브는 직장에 있는 가로주름으로, 형태, 수, 위치에는 개인차가 있어 항상 일정하지는 않다. 내시경적으로 검토한 결과(표1)나 牛尾 등의 데이타(표 2)에 의하면 Houston 밸브의 형태는 좌 → 우 →좌가 가장 많다. 그러나 다른 패턴도 있어서 일정하지는 않다. 이 가운데 중(中) Houston 밸브는 복막반전부에 해당하므로, 내시경치료를 시행하는 데 있어 중요한 해부학적인 지표이다. 즉, 중 Houston 밸브를 경계로 Ra 이상의 근위부는 복강 내에 존재하기 때문에, 내시경 치료시에는 천공의 위험성이 있음을 유의해야 한다.

표 1 Houston 밸브의 형태분류

| | |
|---|---|
| 좌→우→좌 | 47% |
| 우→좌→우 | 16% |
| 우→좌→좌 | 11% |
| 좌→우→우 | 9% |
| 그 외 | 17% |

(아키타 적십자병원 위장센터)

표 2 Houston 밸브의 형태분류

| | |
|---|---|
| 좌→우→좌 | 62% |
| 우→좌→우 | 25% |
| 그 외 | 13% |

(牛尾 등)

## B. 삽입부위에 관한 지표

내시경이 어디까지 삽입되었는지를 알기 위해서는 기본적으로 내시경의 삽입길이, 내강의 특징을 지표로 종합적으로 판단하다(그림 6). 일반적으로 축유지단축이 이루어진 상태에서 지표가 되는 삽입길이는,

| | |
|---|---|
| RS : 10~15cm | SD 굴곡부 : 30cm |
| 비만곡 : 40cm | 간만곡 : 60cm |
| 맹장 : 70~80cm | |

이다. 다만 이것은 장관이 단축된 상태에서의 삽입길이다. 장관이 단축되어 있는지 어떤지는 내시경의 자유감각[2]으로 판단한다. 내시경이 루프를 형성하거나 늘어져 휘어진 경우에는 삽입길

2. 원문에서 저자는 free感이라는 용어를 사용하고 있다. 이하 본문에서는 자유감각으로 번역하였다. 손으로 하는 조작이 내시경 선단에 저항 없이 직접 전달되는 느낌

이가 완전히 달라지기 때문에 주의하지 않으면 안 된다. 참고로 길게 늘어진(redundant) 장관의 증례에서는, 충분히 단축하면 역으로 40~50cm으로, 통상보다도 단축되는 경우가 있다.

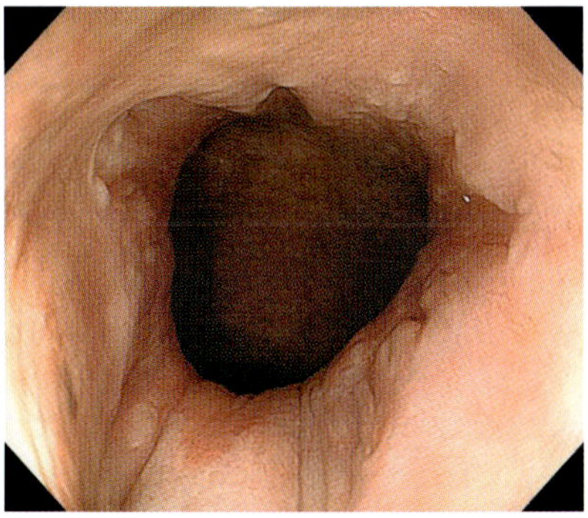

a : 치상선

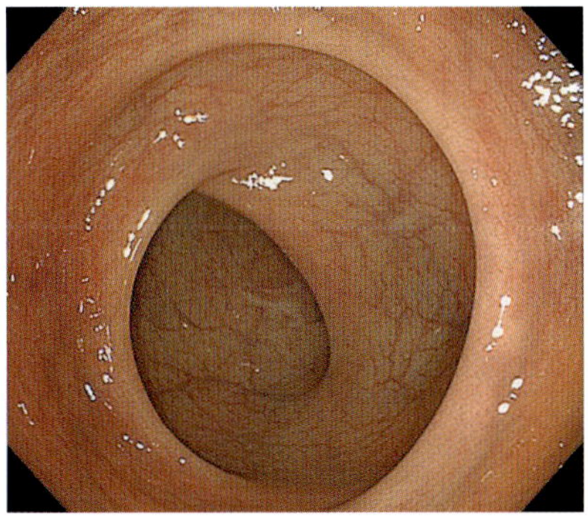

b : Houston 밸브

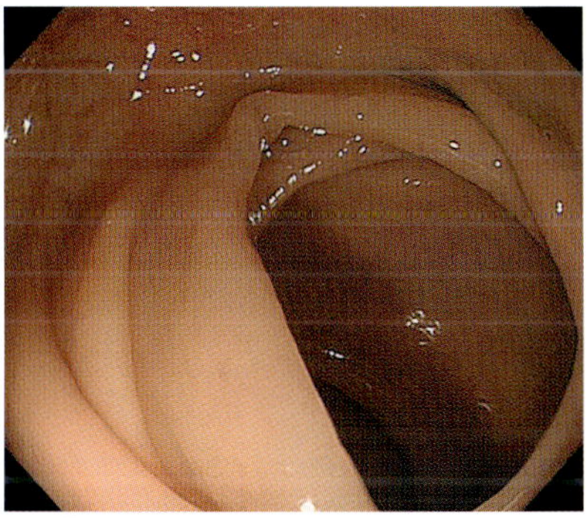

c : RS
삽입길이 10~15cm.
특징 : 굴곡이 강하여 내강을 확인하기 어렵다.

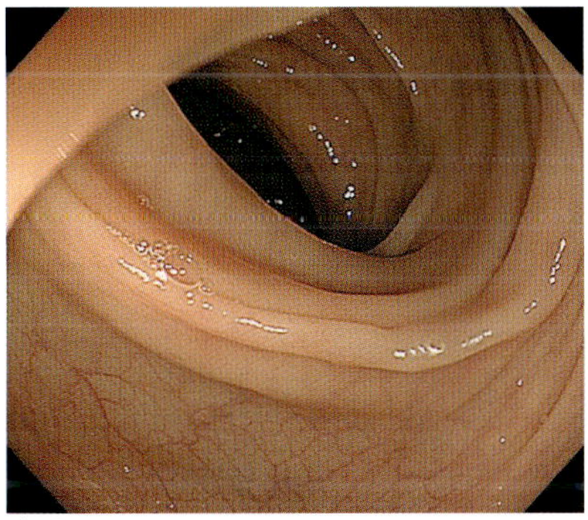

d : SD
굴곡부 삽입길이 30cm.
특징 : S상결장이 길게 이완되어 있을 때는 굴곡이 강하다.

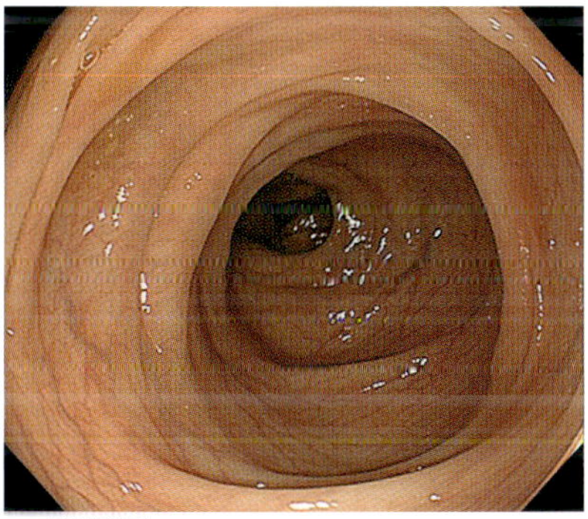

e : 하행결장
특징 : 내강이 각고 직선적.

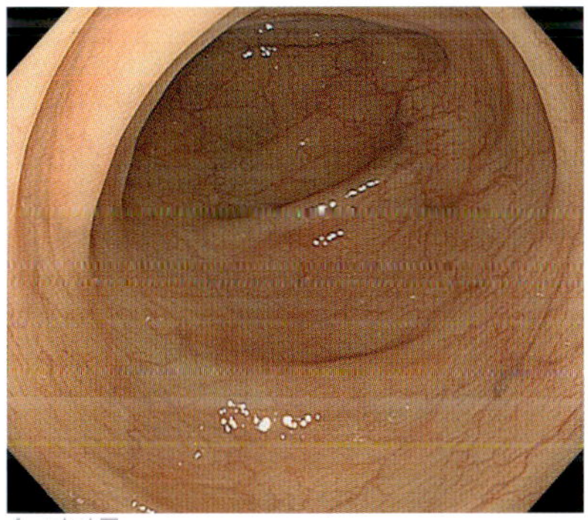

f : 비만곡
삽입길이 40cm.
특징 : 화면의 왼쪽으로 크게 굴곡한다. blue spot이 보이기도 한다.

그림 6 삽입부위의 지표 (다음 페이지에 이어서)

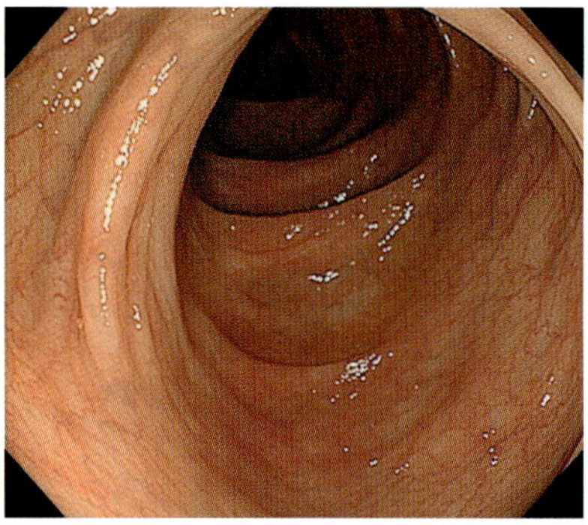

g.횡행결장
특징 : 내강이 삼각형으로 보인다. 윤상 주름을 보인다.

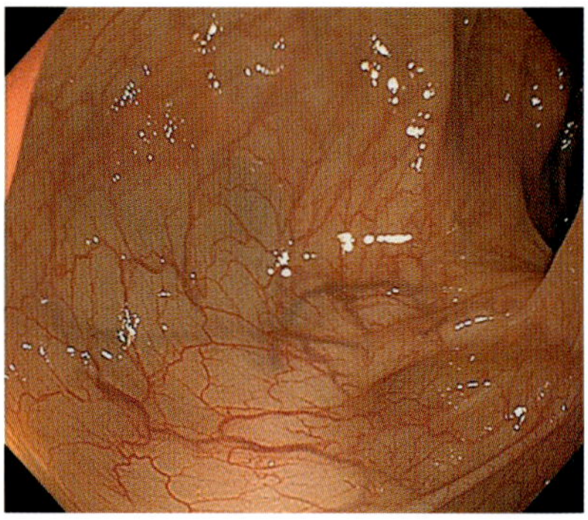

h.간만곡
삽입길이 60cm.
특징 : blue spot이 보이고 내강이 크며, 화면의 우측으로 크게 굽어진다.

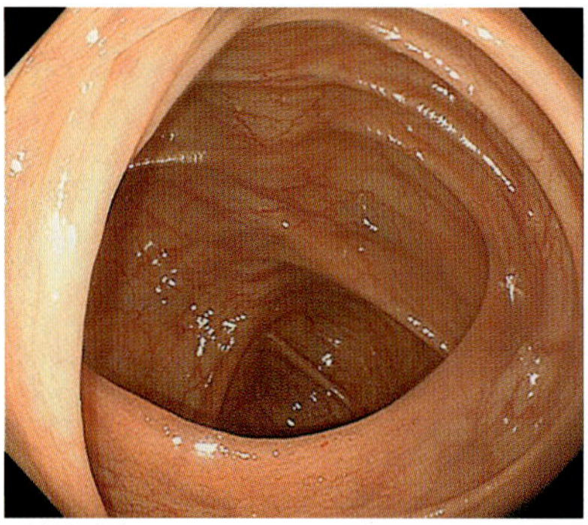

i.상행결장
특징 : 주름이 깊고, 내강이 크며, 직선적이다.

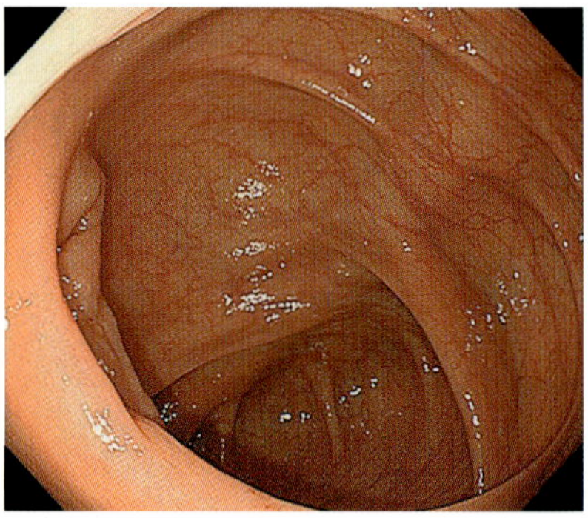

j.맹장
삽입길이 7~80cm.
특징 : 충수개구부, 회맹판막을 확인할 수 있다.

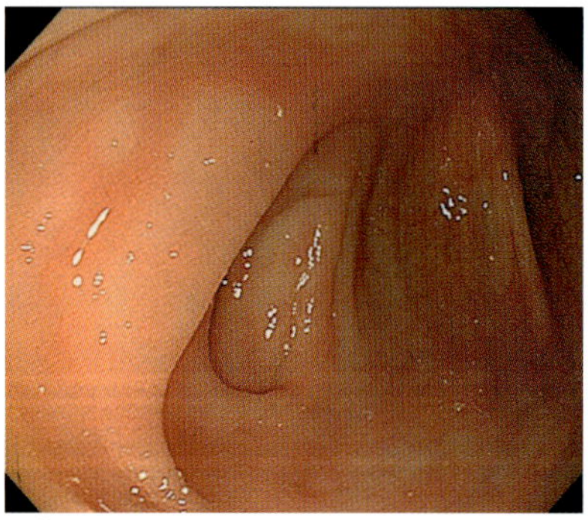

k.충수개구부

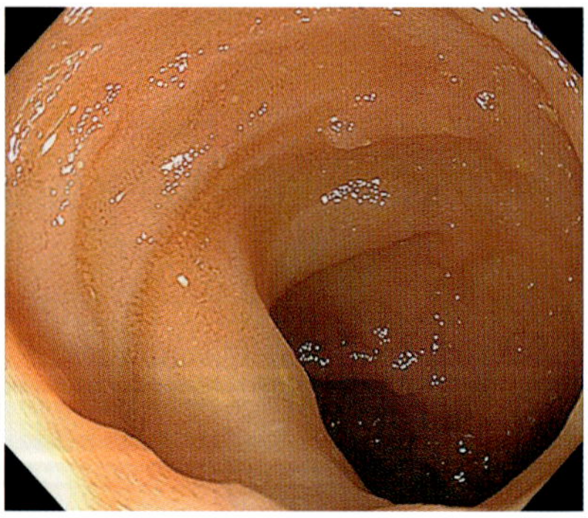

l. 말단회장

그림 6 삽입부위의 지표 (이어서)

각 부위에서의 관강의 특징을 파악해 두는 것도 중요하다. 이하에 대장 각 부위의 특징을 설명한다.

RS : 굴곡이 강해서 관강을 보기 힘들다.

SD굴곡부 : S상결장의 주행이 단순한 증례에서는 통상적으로 인식되지 않지만, 길게 늘어진 장관의 경우에는 굴곡이 강해서 관강이 보이지 않을 수도 있다. 또한 SD굴곡부에 가까워지면 하행결장에 저류되어 있던 액체가 유입되는 것이 보이는 경우도 있다.

하행결장 : 관강은 거의 직선상으로 보인다. 액체가 저류되어 있는 경우가 많다.

비만곡 : 관강이 삼각형으로 보인다. 주름은 윤상(輪狀)이다.

간만곡 : blue spot이 보인다. 오른쪽으로 커브를 돈다.

상행결장 : 주름이 깊다. 관강은 직선적으로 보인다.

맹장 : 충수 개구부, 회맹판막을 확인할 수 있다.

Blue spot 은 지표에 지나지 않으며 간만곡이나 비만곡이 아니더라도 장관의 신전이나 굴곡에 의해 결장이 비장이나 간에 접촉되면 보일 수 있다. 간만곡에서는 통상적으로 blue spot이 보이지만 극단적으로 축유지단축이 되어 있을 때는 보이지 않을 수도 있다.

COLUMN

### 급할수록 돌아가라

시간적·정신적으로 여유가 없을 때 시행하는 대장내시경 검사일수록 하나하나의 증례에 평소보다 시간이 걸리게 된다. 이것은 빨리 하려는 초조감 때문에 개별 조작이 빨라지고, 모르는 사이에 내시경을 push하게 되어 조금씩 루프를 형성한 탓이다. 이런 경우라도 대장내시경을 시행할 때는 일단 마음을 평온하게 유지하고, 역으로 평소보다 충분히 시간을 들일 각오를 하고 하나하나의 조작을 확실히 하는 것이 중요하다. 그 결과 오히려 단시간에 검사를 끝낼 수 있다. 시간이 없을 때일수록 천천히 시행하는 것, 실로 "급할수록 돌아가라"는 속담 그대로이다.

## 2. 대장내시경 기종별 특징

대장내시경검사를 시행할 때, 내시경의사가 선택해야 할 임상설정(clinical settings)의 항목에는 투약의 종류, 의료기기의 설정 등이 있지만, 그 중에서도 가장 중요한 것의 하나로 내시경 기종의 선택을 들 수 있다. 임상 현장에서는 다양한 기종의 내시경이 사용되고 있으며, 그 일부를 표3에 열거하였다. 내시경의사는 개별 환자의 배경이나 임상 상황에 따라 기종을 선택할 필요가 있는데, 본원에서는 원칙적으로 H260AZI를 사용하는 경우가 많다.(2011년 6월 현재) 그 이유로는 H260AZI는 확대기능이 장착되어 있을 뿐만 아니라, 내시경 직경이 13.6 mm이기 때문에 내시경의 축을 유지하여 축유지단축법을 시행하기 쉽기 때문이다. 그렇지만 수술의 과거력, 다발성게실증 등으로 유착이 심한 경우 또는 대장이 과도하게 긴 증례, 체격이 작은 고령자에서 삽입이 어려운 경우에는 장에 부담이 더 적은 PCF로 변경한다(그림 7). 그래도 강한 저항감이나 굴곡이 손에서 느껴지는 경우 등에는 다시 PQ(PCF-PQ260L/I)로 바꿔서 삽입을 시행한다. 그러나 이전 검사에서 통증이 심했던 경우나, 고도유착이 예상되는 증례에는 처음부터 PQ로 삽입을 시작한다. PQ는 Q화질이어서 화질이 덜 선명하며, 확대기능이 없기 때문에 병변관찰의 질이 열등한 점은부정할 수 없지만, 천공의 위험이 높은 증례 등에서는 주저없이 내시경을 변경해야 한다. 이상적인 내시경 선택법을 그림 8에 제시하였다.

| 기종 | 시야각(°) | 관찰심도(深度) (mm) | 선단부외경 (mm) | 삽입(연성)부 외경(mm) | 겸자 채널 |
|---|---|---|---|---|---|
| CF-H260AZ | Wide : 140°<br>Tele : 80° | 통상 : 7~100<br>확대 : 2~3 | 13.6 | 12.9 | 3.2 |
| PCF-Q260A | 140° | 5~100 | 11.3 | 11.3 | 3.2 |
| PCF-PQ260 | 140° | 5~100 | 9.2 | 9.2 | 2.8 |
| CF-Q260A | 140° | 4~100 | 12.2 | 12.0 | 3.2 |
| CF-H260A | 140° | 5~100 | 13.2 | 12.9 | 3.7 |
| PCF-Q260AZ | Wide : 140°<br>Tele : 60° | 통상 : 7~100<br>확대 : 2~3.5 | 11.7 | 11.8 | 3.2 |

표 3 내시경 기종별 특징

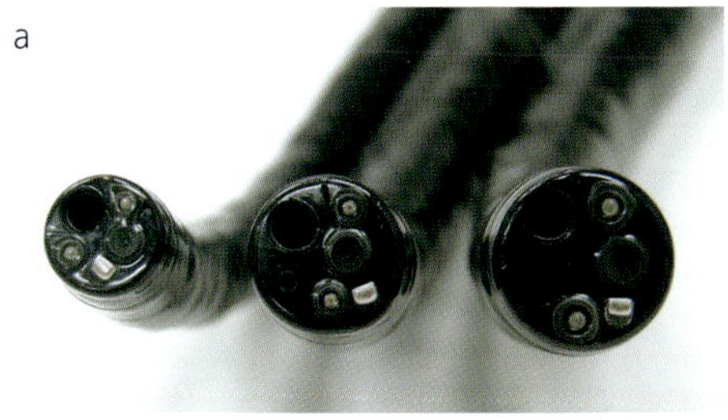


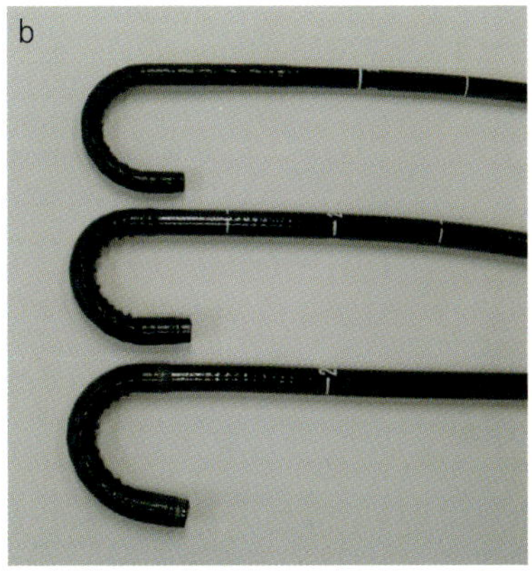


그림 7 대장내시경 기종별 비교

(Olympus medical systems社 제공)

a에서는 왼쪽부터, b에서는 위에서부터 순서대로 PCF-PQ260, PCF-Q260AZ, CF-H260AZ이다.

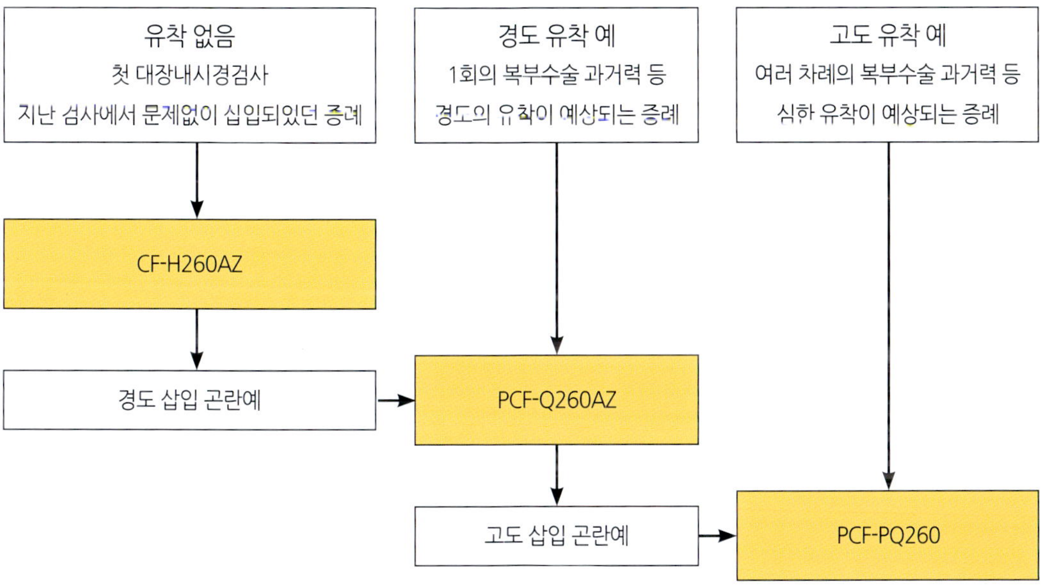


그림 8 내시경 Scope의 선택

## A. 고전달삽입부와 수동만곡기능에 대해서

기존의 대장내시경을 이용한 경우, S상결장이 잘 늘어나는 환자에서는 추진력이 S상결장(특히 S-Top과 SD굴곡부)에 분산되기 때문에 내시경의 선단부에 힘을 원활히 전달하는 것이 어렵고, 그 결과 삽입이 곤란할 뿐만 아니라 통증의 원인이 되었다. 하지만 새로이 개발된 고전달삽입부(high force transmission) 탑재 내시경은 S상결장이 과도하게 신전되는 것을 억제하고, 내시경 선단부까지 추진력이 유지되기 때문에 기존의 모델들에 비해 깊숙히 삽입하기가 더욱 용이해졌다(그림 9).

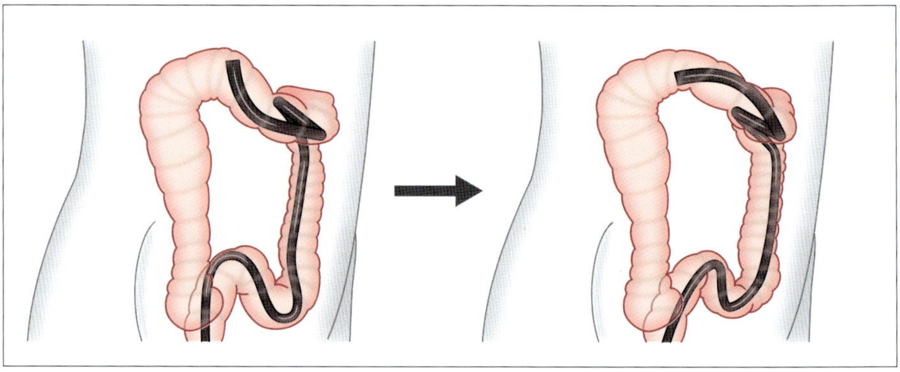

그림 9 High Force Transmission「고전달삽입부」

또한 삽입곤란의 원인으로 종종 경험하는 S상결장이나 비만곡의 과도한 굴곡에 대응하기 위해 수동만곡 기능이 개발되었다. 이것은 연성가동부 앞부분에 내시경이 유연하게 가동하는 기능을 추가한 것이다(그림 10). (역주 - 팔에 비유하자면) 손가락 관절밖에 없었던 내시경에 손목 관절이 추가되었다고 상상하면 된다. 수동만곡은 선단부로부터 형성되는 곡률반경이 서서히 커질 수 있는 구조로 되어있기 때문에 장관굴곡부에서 지팡이 현상('walking-stick handle' phenomenon[3])을 일으키지 않고 완만한 루프를 형성하면서 부드럽게 삽입가능하다.(다만 후술할 축유지단축법으로 삽입하는 경우는, S-Top을 골반 방향으로 내리면서 삽입하기 때문에 S상결장을 push로 삽입해서 루프를 형성하는 일은 실제로 거의 없다) 유착으로 인한 굴곡부나 게실증으로 인한 경화결장에서도 강한 굴곡부를 부드럽게 통과하기 쉬운, 소위 장관에 친절한 내시경이라 할 수 있다. 또한 예각의 굴곡부에서도 선단추종성이 좋아서, 장관내의 거의 모든 부위에서 어렵지 않게 반전관찰 및 처치 가 가능한 점도 특징으로 들 수 있다.

고전달삽입부와 수동만곡기능은 2012년 4월 현재 PCF-PQ260에만 탑재되어 있는 기능이지만, 향후 모든 대장내시경에 표준적으로 장비될 예정이다.

COLUMN

### 내시경의 선택

골프 클럽에는 다양한 종류가 있다. 드라이버, 페어웨이우드, 아이언, 퍼터 등, 상황에 따라 선택하는 것은 한 마디로 최고의 퍼포먼스를 위해서라고 해도 과언이 아니다. 기본적인 스윙은 같더라도, 도구의 사용에 따라 플레이에 차이를 가져오는 점은 환자의 상황에 따라 통상의 내시경, PCF, PQ를 각기 가려쓰는 삽입법과 상통하는 바가 있다.

3. 그림 10의 오른쪽 그림 참조

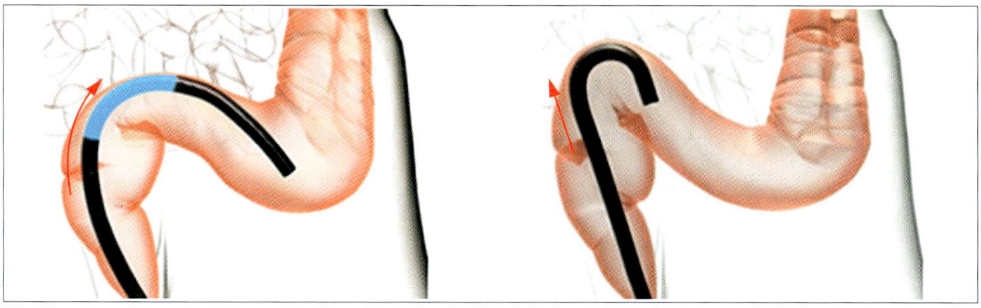

그림 10 Passive Bending「수동만곡」

굴곡부에서의 삽입성을 개선하여, ①수동만곡부는 구부러진 장관보다도 부드러워서 장벽에 살짝 누르기만 해도 쉽게 구부러져서, ②선단에서 서서히 만곡이 커질 수 있는 구조로 되어 있다.

COLUMN

### 차고에 주차하기와 대장내시경 삽입

운전면허를 가진 사람이라면 누구나 알 테지만 여유있는 공간에 주차하는 것에 비해 좁은 차고에 주차하는 것은 지극히 어렵다. 대장내시경의 삽입에 대해서도 같은 이야기를 할 수 있다. 넓은 뱃속에서 장은 느슨하게 격납되어 있다. 그러나 체격이 작은 경우, 장은 좁은 장소에 층층이 접혀서 들어가 있다. 특히 스림한 여성은 요주의로, S상결장은 골반강으로 내려가 굴곡된 경우가 많다. 이런 경우에는 특히 조심해서 S상결장을 한장한장 접어 들어가, 손끝에서부터 내시경 축을 똑바르게 유지하는 데 세심한 주의를 기울여 삽입하지 않으면 안 된다. 물론 송기도 최소한으로 해야 한다. 내시경을 삽입하기에 앞서 일단 체격을 봐서 환자의 장이 어떤 상태인지 상상해 보는 것이 중요하다.

## 3. 축유지단축법의 기본자세와 개요

### A. 기본자세

기본적으로 내시경은 항문에서 약 30cm 떨어진 곳을 쥔다. 항문과 내시경을 쥔 부위의 간격을 적절히 유지함으로써 내시경을 직선적으로 유지하기 쉬워진다. 또 추가적인 이점으로는, 항문을 지지점으로 지렛대 원리를 이용, 작은 힘으로도 내시경 선단에 힘을 전달하기 쉬운 점을 들 수 있다. 내시경을 쥐는 부위가 항문에 가까우면 내시경 선단에 힘을 전하기 어려울 뿐만 아니라 토크 조작 등이 곤란해진다.

이전에는 내시경을 양손으로 쥐고 삽입 및 토크 조작을 담당하는 사람과 양손으로 핸들을 쥐고 상하 · 좌우 앵글의 조작을 담당하는 사람이 함께 삽입하는 2인법이 주류였다. 현재 우리들이 시행하고 있는 삽입법은 1인법이라 불리며, 앵글 조작과 토크의 조합을 통해 삽입을 부드럽게 진행하는 방법이다. 따라서 축유지단축법은 1인법이 아니면 불가능한 수기이다. 항상 앵글 조작은 왼손으로 하며, 오른손은 내시경의 전진·후퇴와 토크 조작을 담당한다. 그리고 오른손은 항상 내시경을 잡고서, 굴곡이 강한 부위에서라도 앵글조작에 오른손을 사용하는 일은 피해야 한다.

내시경 조작과 공기량의 조정으로 사각이 없는 관찰을 시행하기 위해서는 손끝의 움직임이 내시경 선단에 확실히 전해질 수 있어야 한다(그림 11). 또 충분한 관찰과 포커스를 맞춘 사진촬영을 위해서는 병변과 내시경 선단의 거리를 자유로이 콘트롤하는 것이 필수적이다. 특히 확대관찰은 내시경 선단과 병변의 거리를 미묘하게 조절하지 못하면 포커스가 맞지 않아 충분한 정보를 얻지 못한다. 그리고 내시경 치료에서는 내시경을 자유자재로 콘트롤 할 수 없으면 처치 자체가 위험한 것이 된다. 상하·좌우 앵글, 흡인과 송기 모두를 왼손으로 조작하고, 오른손으로 내시경의 삽입·후퇴와 토크 조정을 시행하며, 동시에 이 두 가지가 부드럽게 연결되어야 비로소 대장내시경의 삽입·관찰·치료가 가능하다고 할 것이다.

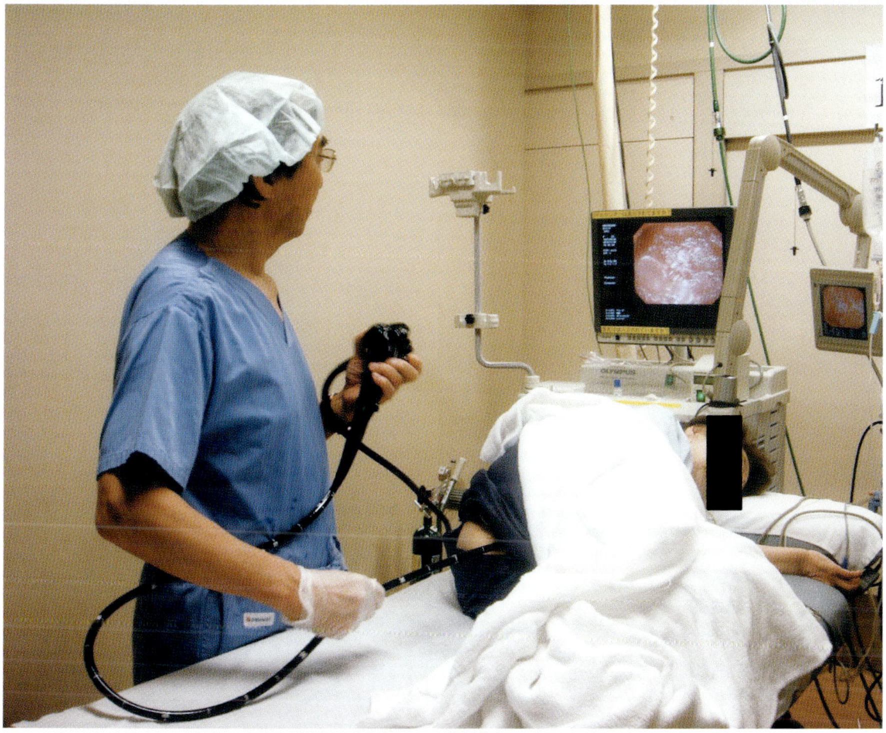

그림 11 기본자세

환자는 기본적으로 좌측와위를 취하며 검사자는 환자의 등쪽에 서는 것이 원칙이다. 내시경 모니터는 검사자가 보기 쉬운 위치에 설치한다. 본원에서는 내시경의 삽입방향을 고려해 환자의 머리 위에 모니터를 거치하고 있다.
검사대는 조작하기 쉽게 어느 정도 넓은 조작공간을 갖춰야 한다. 검사대의 높이는 개인차가 있지만, 너무 높으면 검사대가 방해가 되며, 너무 낮아서는 자세를 유지하기 힘들다. 역시나 검사의가 피로하지 않고 조작하기 쉬운 높이를 고른다.
또한 검사의는 등근육을 펴고 무리없이 편안한 자세를 취해서, 왼손은 가슴 높이에서 핸들을, 오른손은 내시경을 항문에서 20~30cm 떨어져 쥐도록 한다. 항상 내시경 선단에서 오른손까지 직선화되도록 의식하여 내시경을 쥐는 것이 중요하다.

## B. 축유지단축법의 개요

축유지단축법이란 상기 기본자세에서 자유롭게 내시경을 콘트롤해서 하부직장에서 맹장까지를 일직선의 축으로 간주해 장관을 늘리지 않고 삽입하는 방법으로, 주름을 넘는 방법과 더불어 흡인이나 체위변환 등 삽입에 관계되는 모든 기술과 보조수단을 성교하세 사용해 맹장까지 삽입하는 일련의 동작을 총칭하는 것이다. 항상 내시경 축을 직선적으로 유지하여 장관을 늘리지 않고, 이상적인 장관축을 만들면서 최단거리로 내시경을 진진시킨디(그림 12). 내시경의 축이 직선적인 상황에서는 손끝의 움직임이 그대로 내시경 신딘에 진해긴디(그림 13). 굴곡된 장관에서 내시경을 전진시킬 때 일시적으로 축이 어긋나는 경우는 있지만, 어긋난 축을 원상태로 되돌리는 조작을 계속함으로써 축을 유지한다. 이 조작을 게을리하다가 축이 어긋난 채로 계속 삽입하는 일은 피해야 한다. 장관을 단축하기 위해서는 가능한 한 push 조작을 피하고, 지점에 따라서 내시경을 당겨 되돌리는(pull back) 것이 중요하다.

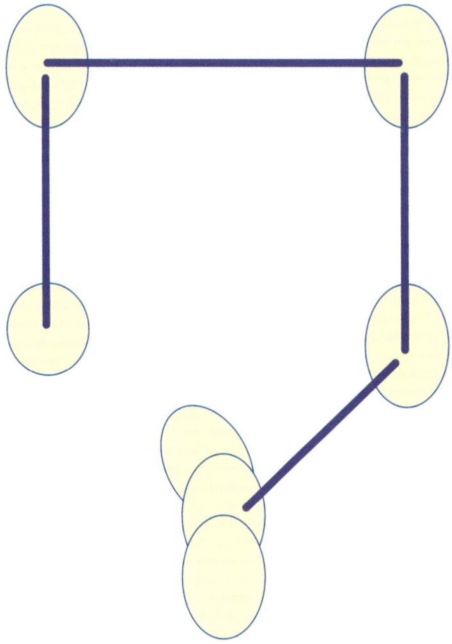

a : 대장에는 5개의 고정부위를 상정할 수 있다. 곧 직장·SD굴곡부·비만곡·간만곡·맹장이다. 이 점들을 이은 직선이 직장에서 맹장까지의 최단경로에 상당하며, 장관의 축으로 간주할 수 있다.

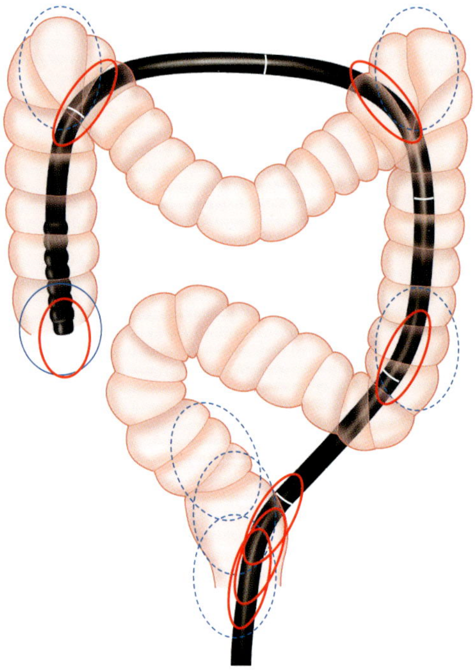

b : 단축조작을 사용해 내시경 축을 장관축에 일치시킴으로써 내시경의 자유로운 콘트롤을 가능하게 하며, 각 고정부에서 각도를 둔각화해서 최단경로로 맹장에 도달하는 것이 가능하다.

그림 12 축유지단축법(I)

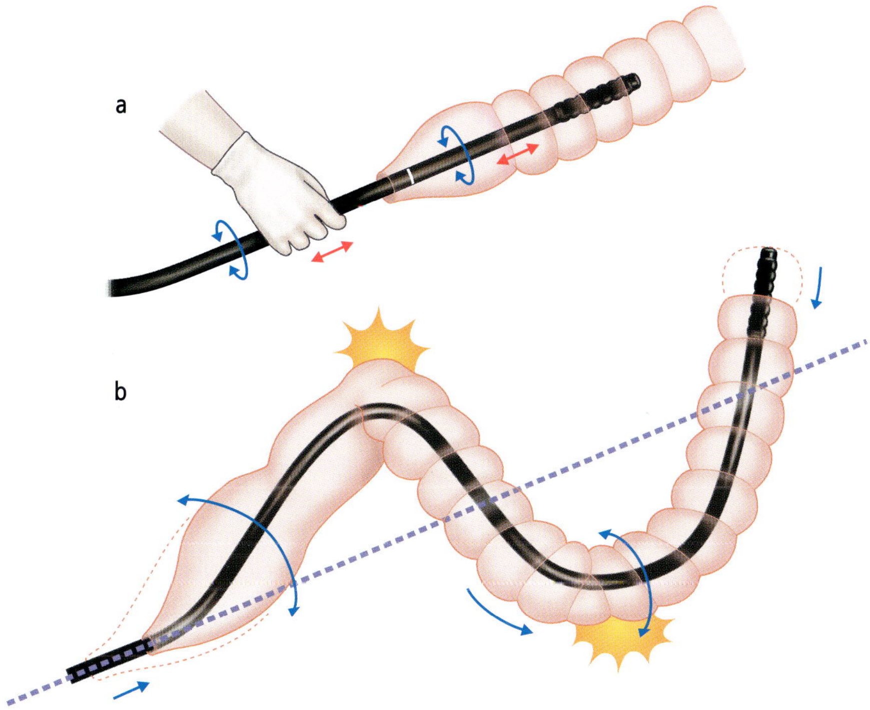


a : 축이 유지된 상태에서는 오른손의 내시경 조작이 충실히 선단에 전해지기 때문에 조작에 저항이 느껴지지 않는다.
b : 그러나 축이 어긋난 상태에서는 손끝의 움직임이 선단에 직접 전달되지 않으며, 저항이 느껴져 자유감각이 소실된다. 무리하게 밀어 넣거나 토크를 걸면 장관이 과신전되어 환자는 통증을 호소하게 된다. 도리어 내시경 선단이 후진하며 빠지기도 한다. 특히 직장에서 SD굴곡부까지의 축을 유지하는 것이 중요하다.

그림 13 축유지단축법(II)

굴곡부에서 내시경을 과도하게 밀면 장관이 신전되어 루프가 생겨버린다. 파이프처럼 보이는 관강을 밀어서 들어가면 환자는 고통을 호소하게 되고, 다음 굴곡은 더욱 더 어려워진다. 그 결과 축이 점점 어긋나면서 삽입이 더욱 더 곤란해진다. 이렇게 관강을 따라가면서 삽입하는 것이 아니라 공기량의 조절과 토크 및 앵글의 협조, pull back 조작 등을 통해 항상 이상적인 장관축에 내시경을 맞춰가는 삽입법이 축유지단축법이다.

축유지단축법에 있어서, 「가급적 앵글을 걸지 않고, 내시경을 똑바르게(straight) 삽입하며, 토크와 앵글 조작으로 내시경을 측방으로 슬라이드(slide) 시켜서 굴곡부의 주름을 넘기고, pull back과 흡인으로 장관을 단축시켜 직선화해 가는」 일련의 동작을 「3S Insertion Technique」라 하며, 이 3S Insertion Technique를 전개하여, 장관과 내시경의 환경을 정리하는 동작을 「자리 만들기」라고 하다. 축유지단축법은 다양한 조작·테크닉·보조수단을 종합하여 시행되는 것이지만, 이 「3S Insertion Technique」와 「자리 만들기」 동작의 끊임없는 반복이라고도 할 수 있다. 아래에 구체적으로 해설한다.

## C. 3S Insertion Technique의 개요

대장은 굴곡부가 연속되는 관강장기이다. 굴곡된 장관에 직선의 내시경을 넣는 조작은 장관의 구조를 잘 이해하지 못하면 큰 낭패를 본다. 대장내시경의 삽입에 있어서 각 부위의 굴곡부를 클리어하는 방법은 극히 중요한 포인트이다. 굴곡부의 주름 직전까지는 장관을 늘리지 않도록 최대한 straight하게 내시경을 전진시키고, 거의 앵글조작 없이 측방(laterally)으로 슬라이드(slide)하여 주름을 클리어한다. 특히 후복막에 고정되어 있지 않은 굴곡이 심한 자유장관인 S상결장이나 횡행결장에서 push하게 되면 쉽게 늘어나버리므로, 역으로 단축(shortening)을 통해 장관과 내시경의 축을 직선적으로 일치시키도록 한다. 3S Insertion Technique에 의한 삽입의 전체적인 이미지는 다음과 같게 된다.

COLUMN

### 축유지단축법의 기원

대장내시경삽입법에 있어 축유지단축법은 가장 뛰어난 방법이라고 생각된다. 단시간에 고통없이 삽입한다는 목적을 추구하던 가운데 이 방법에 도달한 것이다. 그러나 여기에는 또 하나의 요인이 더 있었다.

1990년경 절제검체에 대한 현미경적 pit pattern 진단은 거의 확립되어 있었지만, 이것을 *in vivo*에서도 가능하게 하기 위해서 확대내시경의 실용화에 착수했다. 가장 초기의 시험제작기종은 선단경성부가 길고, 구부러짐에 대단히 취약해서 앵글조작을 과도하게 하면 줌(zoom) 조절기능이 고장나버려서 업자에게 수리를 나가야만 했다. 따라서 삽입 시에는 가능한 한 내시경이 구부러지지 않도록 직선화한 채로 병변에 도달하지 않으면 안 되었고, 필연적으로 루프를 만들지 않는 삽입법이 요구되었다. 필요는 발명의 어머니이다. 장애물을 앞두고 포기해 버린다면 발전은 없다. 곤란을 극복하려고 힘쓰는 것이 진보로 나아가게 하며 더 한층 높은 단계로 오르게 되는 것이다.

먼저 직장의 중(中) Houston 밸브를 넘으면 왼쪽 토크로 선회하고, 송기를 피하며 흡인을 통해 공기량을 줄인다. 3S Insertion Technique는 S상결장에서부터가 아니라 직장에서부터 개시한다는 점에 유의한다. 직장 RS를 넘었으면 이번에는 오른쪽으로 돌아간다. 이 때 내시경 삽입길이는 10cm 정도에 머무른다. S상결장에 들어갔으면 가능한 한 S-Top을 들어올리지 않도록 straight insertion을 시행하고, 굴곡부의 벽에 닿기 전에 laterally slide 한다. 이 때 앵글조작을 자제, 내시경 선단을 과도하게 굴곡시키지 않는 것이 핵심이다. 관강을 3시 방향으로 가져와서 오른쪽으로 미세한 laterally slide 조작으로 주름을 넘고, shortening에 의해 항상 S상결장을 골반 쪽으로 내려가게 하는 조작을 리드미칼하게 반복한다. 축을 유지한 채로 삽입길이 약 30cm에서 SD굴곡부를 넘었다면, 공기와 액체를 충분히 흡인한 후, 그대로 하행결장을 straight 하게 전진한다. 비만곡에는 35~40cm로 도달한다. 횡행결장은 가장 긴 부위이기 때문에 S상결장과 마찬가지로, 흡인을 많이 사용해서 최대한 shortening 해야 함을 명심한다. S상결장과는 반대로 9시 방향으로 관강을 가져가서, straight insertion과 왼쪽방향 laterally slide를 반복한다. 마라톤에서의 반환점과 같은 이미지로 S상결장과는 반대로 조작한다. 횡행결장 중앙부에 도달하면, 흡인으로 장관을 끌어당기는 상대적삽입을 병용해서, 왼쪽 토크로 항문에서 횡행결장까지 shortening하여 그대로 간만곡에 도달한다. 간장의 blue spot을 확인하면서 장관축과 내시경 축을 일치시킨 상태에서 굴곡부까지 straight하게 접근해서 천천히 오른쪽으로 laterally slide 하여 상행결장에 내시경을 떨어뜨려 넣는다. 회맹판막(ICV)를 확인하고 넘어서면 맹장에 도달한다.

COLUMN

**「가슴은 뜨겁게, 머리는 차갑게」- 내시경의사의 프로페셔널리즘**

삽입을 잘 할 수 있게 되었다면,「프로페셔널한 대장내시경 전문의」란 어떤 것인지 다시 한번 생각해보기 바란다. 고통없이 부드럽게 맹장까지 도달할 수 있어야 한다는 것은 말할 필요도 없다. 대장질환을 깊이 이해하고 병변 관찰이나 취급에 숙련되는 것도 필수이며, 정확한 진단에 기초해 최선의 치료를 매니지먼트할 수 있어야 한다. 아울러 정확한 분석을 계속하는「냉정함」, 진단이나 치료를 임기응변으로 시행하는「유연성」그리고 자신의 실력을 아는「겸허함」, 귀찮은 것이라도 최후까지 놓지 않는「책임감」, 환자는 배려하는「친절함」을 갖추길 바란다.

## 4. 3S Insertion Technique의 실제

축유지단축법에 의한 내장내시경삽입에 있어서 가장 중요한 포인트는 장관을 늘리지 않고 주름을 클리어하는 것이다. 장관축과 내시경축의 양축을 유지하면서 straight insertion하고, 장관벽과 접한 상태에서 laterally slide로 이행한다. 그대로 push 조작을 시행하면 장관이 늘어나버려서 루프의 원흉이 되기 때문에, 내시경은 push하지 말고 살짝 측방으로 slide 시켜서 굴곡을 클리어하는 것이 중요한 포인트이다. 즉 S상결장은 오른쪽 방향으로, 횡행결장은 왼쪽 방향으로 관강을 가져와 laterally slide로 안쪽의 주름을 접어들어 가면서, 장관을 shortening하여 삽입한다(그림 14).

### A. Straight Insertion

굴곡진 장관에 직선적인 내시경을 삽입하는 조작에 있어, straight insertion은 최초로 중요한 요소이다. 흡인을 통한 상대적삽입으로 내시경을 직선적으로 전진시키고 벽에 닿기 직전에 laterally slide로 이행한다. 이 laterally slide로 굴곡부를 클리어하기 위해서는 우선 그 굴곡부 직전까지의 장관이 항문에서부터 직선화되어 있어야 한다는 점이 대단히 중요하며, 늘려져 휘어진 경우는 pull back이나 토크 조작 · 흡인으로 장관을 반드시 직선화하고서 straight insertion하지 않으면 안 된다. 자유장관인 S상결장이나 횡행결장에서는 장관을 늘리지 않도록 단축하고, 장관축과 내시경축이 일치되도록 의식하면서 직선적으로 내시경을 전진시켜 주름을 클리어한다. S상결장에서는 관강이 모니터 화면의 오른쪽에 오도록 미세한 업(up)앵글을 걸어서 오른쪽 토크를 가한다. 반대로 횡행결장에서는 관강을 왼쪽으로 가져와 왼쪽 토크를 가한다. 자유장관인 S상결장이나 횡행결장에서는 이 기본형을 유지하는 것이 특히 중요하게 된다.

COLUMN

**pre-shot routine**

프로 골퍼라도 샷의 이미지나 마음의 준비가 정리되지 않으면 베스트 샷을 치는 것은 불가능하다. 그래서 샷에 들어가기까지 매 회 같은 동작을 취함으로써 구체적인 스윙과 탄도를 이미지하면서 집중력을 높여간다. 이것을 『pre-shot routine』이라 하는데, 내시경분야에도 응용될 것 같다. 상황에 좌우되지 않고 항상 3S Insertion Technique를 실천해 가는 것은 대장내시경삽입의 진수로 가는 지름길이다.

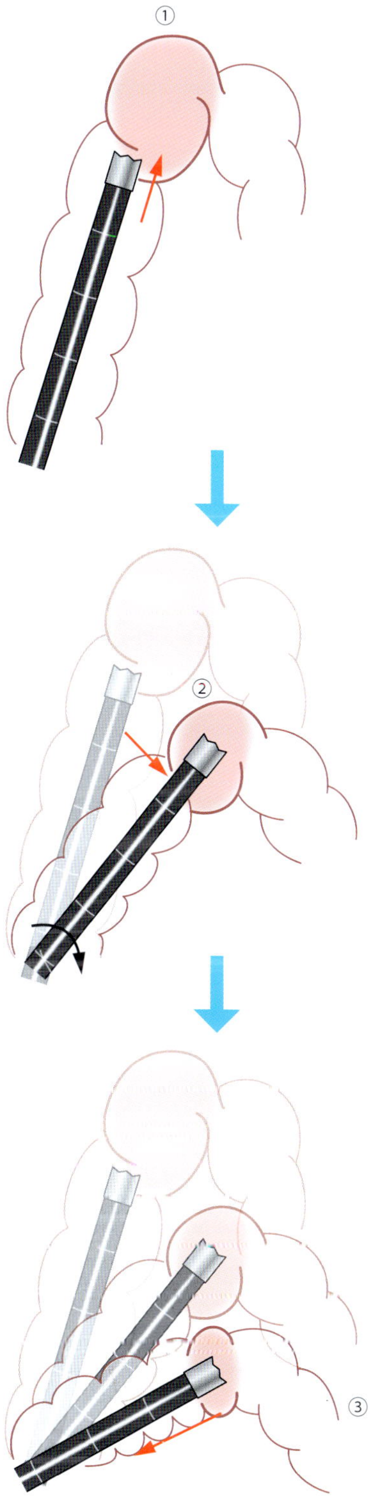


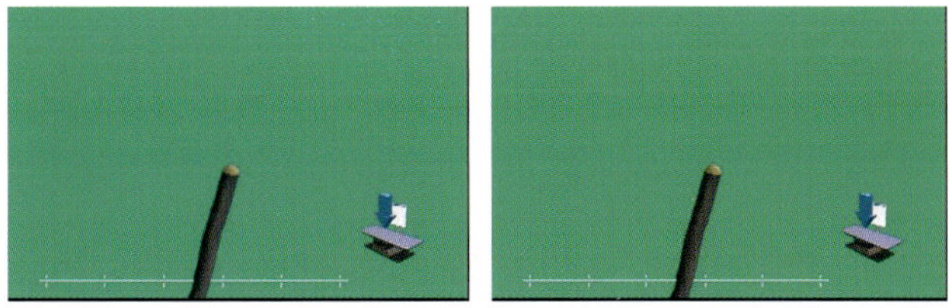

① Straight insertion

주름 직전까지 곧게 한 상태에서 장관을 신전시키지 않도록 주의하면서, 가능한 한 앵글을 걸지 않고 내시경을 곧게 전진시킨다.

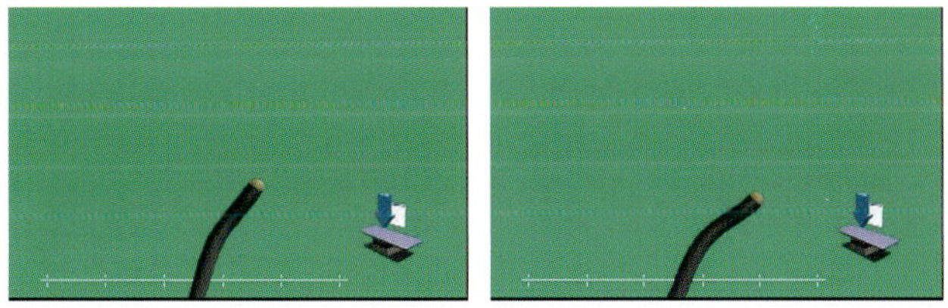

② Laterally slide

토크와 앵글의 협조조작으로 내시경을 측방으로 슬라이드시켜 굴곡부의 주름을 클리어한다.

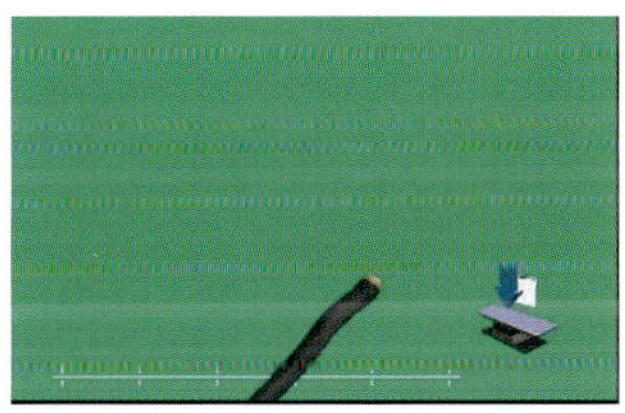

③ Shortening

흡인과 pull back으로 안쪽 주름을 눌러서 접어들어 가듯이 장관을 단축·직선화하여, 이상적인 상관축과 내시경축을 일치시킨다.

그림 14 3S Insertion Technique

## B. Laterally slide

장관을 늘리지 않고 주름을 클리어하기 위해서 가장 중요한 테크닉이다. Straight insertion으로 벽에 근접하면, 다시 흡인·토크조작·pull back을 위주로 자리만들기를 하고, laterally slide의 태세에 들어간다. 장관축과 내시경축이 일치되어 있는지 항상 의식하며, 측방으로 미세한 slide를 반복해 안쪽의 주름을 차례차례 눌러가면서 주름을 클리어한다. 내시경의 축이 직선적이라면 손끝의 움직임이 그대로 내시경 선단에 전해져서 항상 두 축이 일치된 상태를 유지할 수 있다.

Laterally slide는 왼손을 사용한 선단의 앵글조작이 아니라 오히려 오른손을 사용한 내시경의 pull back과 토크조작을 통해 시행하는 것이라고 생각하는 편이 좋다. S상결장에서 내시경 선단에 미세한 업(up) 앵글 또는 다운(down) 앵글을 건 상태로 토크를 가하면, 선단이 오른쪽으로 움직이는 것은 이해될 것이다. 토크와 앵글의 협조조작을 감각적으로도 기술적으로도 체득해 두는 것이 바람직하다. 오른손으로 토크를 걸면서, 왼손으로 아주 살짝 앵글을 움직여 전체적으로 내시경을 측방으로 slide 시켜서 측면 주름을 클리어한다. 장관의 꼬임이 없는 적절한 자리만들기가 이루어진 상태라는 것이 전제조건이 된다. 그리고 S상결장에서는 업 앵글 · 오른쪽 토크로 관강을 오른쪽 방향으로 가져와 laterally slide하는 것이 기본형이다. 횡행결장에서는 모든 조작이 그 반대가 된다. 또한 laterally slide와 동시에 pull back하여, shortening을 시행하면서 다음 관강으로 진입하는 경우도 많다.

## C. Shortening

Shortening은 토크와 pull back·흡인을 조합해서 항문에서 삽입선진부까지의 내시경축을 이상적 장관축과 직선적으로 일치시킴으로써 다음 straight insertion으로 이어주는 조작이다. 또 shortening을 통해 멀리 있는 장관도 가까이 당겨서 직선화할 수 있기 때문에 굴곡이 완만해져 다음 삽입을 용이하게 하는 효과도 있다,

Laterally slide에 의해 주름을 클리어한 직후부터, 토크 조작과 pull back으로 장관을 최대한 단축한다. 실제로는 laterally slide하면서 축을 맞추고, 동시에 shortening 동작을 하는 경우도 적지 않다. Shortening하고 있는 동안은 항상 흡인을 해서 앞쪽 장관에 있는 여분의 공기를 줄이고, 이제 막 넘어온 주름에서 내시경이 빠지지 않도록 주의하면서 가볍게 pull back한다. 흡인을 계속하여 장관이 내시경을 덮어 싸도록 상대적 삽입을 시행하면 다음 straight insertion으로 연결된다. 똑바르게 pull back 해서 내시경을 직선화하는 경우도 있지만 대부분 좌우 어느 한 쪽으로 토크를 걸면서 신중히 pull back한다. 직전에 클리어한 주름을 다시 접어넣는 방향으로 토크를 거는 것이 기본이지만, 반대로 토크를 걸어도 유효하게 단축·직선화되는 경우도 있다. 어느 쪽으로 하던 관강을 확인하고 오른손으로 내시경의 상태를 느끼면서, pull back 하더라도 내시경이 빠지지 않는 방향으로 토크를 걸어 흡인하며 shortening한다.

# 5. 자리만들기

축유지단축법은 3S Insertion Technique에 의한 직선적인 삽입으로, 주름을 살짝 laterally slide해서 클리어하고 이상적인 장관축과 내시경축을 맞춰가면서 shortening하여 삽입하는 일련의 동작이다. 이 3S Insertion Technique를 전개하는 중에, 장관과 내시경의 환경을 정비하기 위한 다양한 조작을「자리만들기」라고 부른다. 이것은 3S Insertion Technique로 삽입하기 위한 전제조건을 준비하는 것이며, 그 중에서도 필수사항이다. 대장내시경삽입은 이 "자리만들기(場づくり)"와 3S Insertion Technique 기술의 마스터로 끝난다고 해도 과언이 아니다.

## A. 최적거리

장관 내에서는 어느 부위에 있던지 장관벽과 내시경 선단의 거리를 적절히 유지하는 것이 기본이다. 특히 굴곡부에서는 맞닥뜨린 장관벽과 내시경 선단의 거리를 얼마나 잘 유지하느냐가 대단히 중요하다. 너무 가까워서는 시야를 확보할 수 없으며 관강 방향을 알 수 없게 된다. 시야를 좋게 하기 위해서 너무 당기면 빠져버리고, 공기를 지나치게 넣으면 주름에 닿지 않게 된다. 굴곡 앞에서는 흡인으로 공기량을 가급적 줄이면서, 더 당기면 선단이 빠져버리는 지점까지 천천히 pull back해서 간격을 유지하고(그림 15), 다음 관강방향을 확인한다. 그리고 straight insertion으로 내시경을 조금 전진해서 laterally slide로 안쪽 주름을 클리어하고, 살짝 토크를 걸어 주름을 누르듯이 shortening한다.

내시경 선단이 관강벽에 닿아버리면 모니터 화면이 빨갛게(소위 적옥「赤玉(red-out sign)」) 되어서 다음 관강을 파악할 수 없게 된다. 이 상태에서 무리하게 내리누르면 내시경으로 장관을 과신전시키게 되어 환자가 통증을 호소하며, 때때로 장관천공의 위험을 동반한다. 또한 내시경으로 점막을 손상시켜 버리면 미세한 병변의 발견을 방해하는 셈이 된다. 원칙적으로 관강을 확인할 수 없는 상태에서 내시경을 전진시켜서는 안 된다.「적옥(赤玉)」은 절대로 금지이며, 내시경을 살짝 pull back해서 최적거리를 유지하지 않으면 안 된다. 이 최적거리를 유지하는 것과 air control은 표리일체(表裏一體)의 관계에 있으며, 3S Insertion Technique를 확실히 시행하기 위한 필수조건이라 할 수 있다.

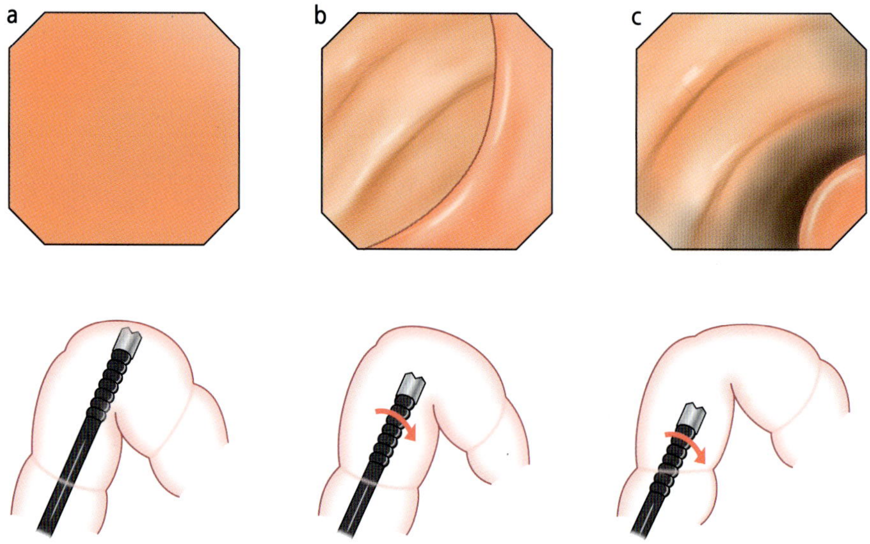


최적거리

a : 내시경 선단이 장관벽에 근접하여 시야가 확보되지 않고, 방향성도 알 수 없다. 소위 적옥「赤玉(red-out sign)」이라는 것이다.

b : 내시경 선단이 가까운 쪽 주름을 살짝 넘어가서, 다음 관강을 보면서 안쪽 주름을 누르는 것이 가능하다. 굴곡부와 내시경 선단의 최적거리가 확보되어 있기 때문이다.

c : 내시경을 너무 빼내면 굴곡부에서 빠져버린다. 이대로는 굴곡부를 넘어갈 수 없다.

그림 14 최적거리

COLUMN

### 공기를 제어한다는 것은…

「공기를 제어하면 대장을 제어한다……」라고 해도 좋을 정도로 공기량 조정, 즉 송기흡인은 중요하다. 특히 흡인은 내시경에 있어서 상대적삽입(공기를 줄임으로써 내시경이 내강을 전진하는 현상)을 가능하게 할 뿐만 아니라, 관찰이나 처치시는 물론, 검사 전체에 걸쳐서 의미를 갖는 조작이다. 그렇지만 부주의하게 흡인을 시행하여 점막을 빨아당기거나, 불필요하게 시간을 낭비해버리는 일이 특히 초심자에게서 자주 보인다. 통상의 내시경(올림푸스社 제품)에서는 화면의 오른쪽 아래에 흡인공(겸자공)이 나 있다. 따라서 수분을 흡인할 때는 약간 아래를 향한 상태에서 살짝 상방으로 앵글을 걸고, 공기를 흡인할 때는 상방으로 앵글을 걸면 점막을 흡인하는 일을 줄일 수 있다. 또한 흡인버튼도 단번에 끝까지 누르는 것이 아니라, 반 정도만 눌러서 여러번 반복하는 것이 좋다. 점막이 화면에 근접해온 순간에 버튼을 떼도록 한다. 이렇게 하면 설령 점막을 끌어들였다 하더라도 내시경을 조금 움직이는 것만으로 점막을 떼어낼 수 있다.

## B. Air control

관강을 확인하기 위해서라고는 해도 공기를 지나치게 넣으면 삽입은 점점 더 어려워진다. 송기가 지나치면 다음과 같은 폐해가 일어난다.

① 굴곡이 심해져 주름을 클리어하기 어려워진다.

② 장관이 신전되어서 straight insertion이나 shortening이 어려워진다.

③ 결과적으로 삽입이 어려워지고 삽입에 시간이 걸린다.

④ 공기로 장관을 확장시키게 되어서 환자에게 고통을 주게 된다.

따라서 가능한 한 적은 공기량으로 주름 형태나 장관벽 밝기 등의 정보에 기초해, 내시경이 나아갈 방향을 간파하는 것이 중요하다. 또한 위와 같은 송기의 폐해를 경감하기 위해서 흡수가 빠른 $CO_2$ 송기를 이용하는 것도 유용하다.

Air control은 정면 장관벽과의 최적거리를 유지하면서 3S Insertion Technique로 주름을 클리어할 때 대단히 중요하다. 즉, 장관벽과 내시경 선단의 거리가 너무 가까우면 주름의 위치관계·관강방향을 인식하기 어렵고, 너무 멀면 straight insertion이나 laterally slide가 불가능하다. 공기량을 적게 하고 선단 후드를 이용하면 최적거리를 확보하기 쉬워진다.

## C. 상대적삽입과 흡인

부단히 흡인함으로써 공기량을 줄여 장관을 가까이 당겨내는 상대적삽입법도 중요한 조작의 하나이다. 골곡부의 주름이 보이기 시작하는데도 내시경이 전진하지 않는 경우는, 그저 밀어서 내시경 선단을 전진시킬 것이 아니라, 공기를 흡인하여 장관을 수축시킴으로써 넘고자하는 주름에 접근한다(그림 16). 이 흡인에 의한 상대적 삽입은 3S Insertion Technique의 모든 상황에서 활용해야 한다.

또 장관세정액이나 변즙이 남아 있는 경우에는 이를 흡인하여 관강을 확인하지 않으면 안 된다. 특히 하행결장이나 상행결장에는 액체가 남아 있는 경우가 많은데, 액체와 공기를 흡인함으로써 이후의 전개를 용이하게 할 수 있다. 이 때 모니터 화면상의 어디에 흡인구가 있는지를 확인한 후, 최적거리를 확보하고, 점막을 흡인하여 발적시키지 않도록 충분히 주의한다. 이것은 미세한 발적으로 확인할 수 있는 함요형 조기암을 발견하기 위해서도 중요한 것이다.

COLUMN

### 의학의 art는 관찰에 있다

내시경을 20만례 이상 하면서, 개량에 개량을 더해 새로운 것에 챌린지(challenge)하고서 알아낸 것이 있다. 그것은 "의학의 art는 관찰에 있다"는 것이다. 그리고 최고의 지도자는 환자라는 사실이다. 많은 환자들이 조기암 진단의 기회를 주셨기에 함요형 종양이나 LST를 발견할 수 있었으며, 나아가 발육형태분류나 pit pattern 분류로 이어질 수 있었다. 그것들은 모두 관찰에서 비롯되었다고 생각한다.

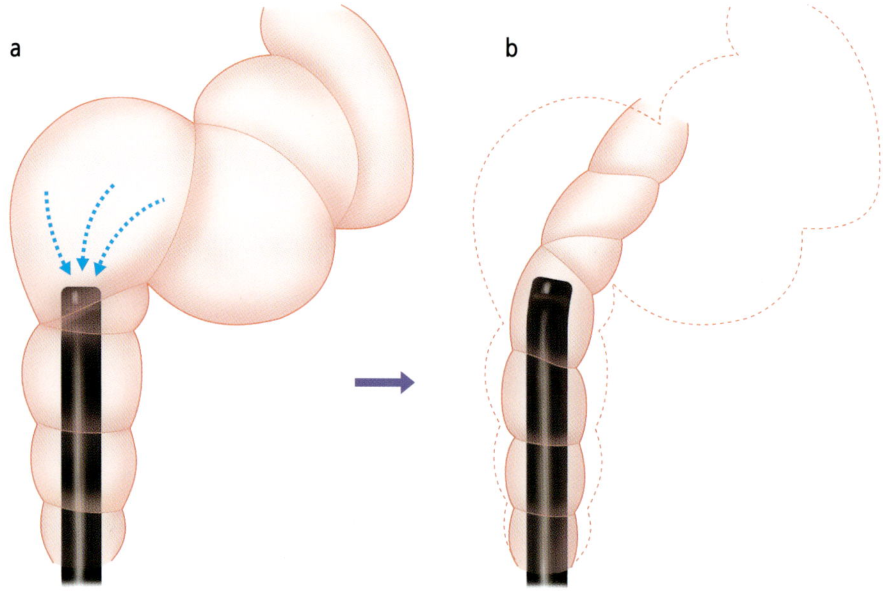


a : 잉여 공기로 장관이 늘어나 있어 강한 굴곡이 더 심해져 버렸다. 우선 굴곡부 앞에서 흡인조작을 충분히 한다.
b : 공기를 흡인함으로써 관강이 당겨 온다. 그와 동시에 장관이 직선, 단축화되면서 마치 내시경을 전진시킨 것 같은 효과를 얻을 수 있다.

그림 16 상대적삽입

## D. 자유감각(free感)

축이 유지되어 있는지 아닌지는 삽입길이나 내시경의 자유감각을 통해 끊임없이 확인할 필요가 있다. 내시경의 자유감각이란 오른손의 내시경 움직임이 충실히 선단에 전해지는 감각을 말하는 것으로, 전혀 저항감이 느껴지지 않는 내시경의 상태를 의미한다. 구체적으로는 오른손으로 내시경을 1cm 밀어넣으면 선단이 1cm 전진하고, 1cm 빼내면 1cm 되돌아오며, 10도 토크를 가하면 선단이 10도 회전하는 상태이다. 부자연스러운 루프나 강한 비틀림 · 꼬임이 있으면 저항감이 있으며 자유감각이 소실된다. 내시경에 자유감각이 있다는 것은 항문에서 내시경 선단까지 직선화되어 있다는 것을 알려준다. 이 자유감각을 항상 느끼면서, 다시 말해 축유지단축법이 잘 되고 있음을 확인하면서 삽입하는 것이 중요하다. 삽입곤란한 경우일수록 자유감각을 의식하면서 삽입해야하며, 동시에 관강 주름의 형상 및 내시경 삽입길이에도 항상 주의를 기울여, 현재 삽입하고 있는 위치를 정확히 파악하는 것도 잊어서는 안 된다(p.38 참조).

(free感 역주 - 저자는 내시경이 루프없이 손끝에서 자유롭게 조작가능한 느낌을 free感(감)이라  하고 있다. 이하 자유감각으로 번역했다.)

## E. 관강방향

얼마나 많은 토크를 필요로 하던지 간에 오른쪽으로 180도, 왼쪽으로 180도 회전하면, 이치상 360도 방향을 커버할 수 있게 된다. 실제로는 이 정도의 토크를 필요로 하는 경우는 없고, 앵글과 토크의 조합으로 강한 굴곡도 클리어할 수 있다. 굴곡 앞에서는 항상 자유감각을 유지하는 것이 중요하며 토크를 지나치게 건 경우에는 속히 토크를 원상태로 되돌리도록 주의한다. 그리고 부위에 따라서 관강방향을 의식할 필요가 있는데, S상결장에서는 오른쪽 토크를 걸어서 3시 방향으로, 횡행결장에서느 왼쪽 토크를 걸어서 9시 방향으로 관강을 가져오는 것이 기본이다. 그 후에 S상결장에서는 오른쪽으로 slide 하듯이 shortening해 간다. 횡행결장에서는 왼쪽으로 slide 하면서 전진하도록 주의한다.

내시경에 1회전 이상의 비틀림을 만들어 놓고, 핸들부를 빙 둘러 1회전시켜 비틀림을 광원부 쪽으로 내려보내는 조작을 하는 초심자를 가끔 보는데, 이런 수기는 동의할 수 없다. 자동차의 핸들 조작과 같이, 내시경에 토크를 걸었다면 즉시 되돌리도록 항상 유념해야 한다. 체외에서의 내시경 꼬임도 그때그때 해소하면서 삽입하는 것이 중요하다(그림 17).

## F. Jiggling

미세하게 내시경을 전후로 움직이는 조작을 시행함으로써 내시경의 자유감각을 확인하고 동시에 미미한 루프나 비틀림을 해소하는 것이 가능하다(그림 18).

Jiggling이 특히 유효한 부위는 자유장관인 S상결장과 횡행결장이다. Jiggling을 시행하면서 상대적삽입을 하면 더욱 효과적이다.

COLUMN

### 심기력(心氣力)의 일치

상대의 틈을 확인한 순간, 틈을 놓치지 않고 마음이 움직여 승부수가 나온다. 검도에서는 이 귀중한 마음가짐을 「심기력의 일치」라고 한다. 「심心」이란 상대의 상태를 간파하는 평정한 마음 상태이며, 「기氣」란 그 마음이 활발히 작용하는 상태를 말한다. 그리고 그것을 따라 움직이는 것이 「력力」이다. 이 삼자가 일체가 되어야만 비로소 임기응변으로 움직이는 것이 가능한 것이나.

대장내시경삽입도 비슷하다. 복잡하게 주행하는 장은 각도도 천차만별이며, 연동이나 송기에 따라 주름의 상태도 수시로 변화한다. 적절한 타이밍을 포착해 심기력을 일치시키고, 적절한 자리만들기를 통해 신속히 주름을 접어들어가는 것이 중요하다.

〈오른쪽 토크〉

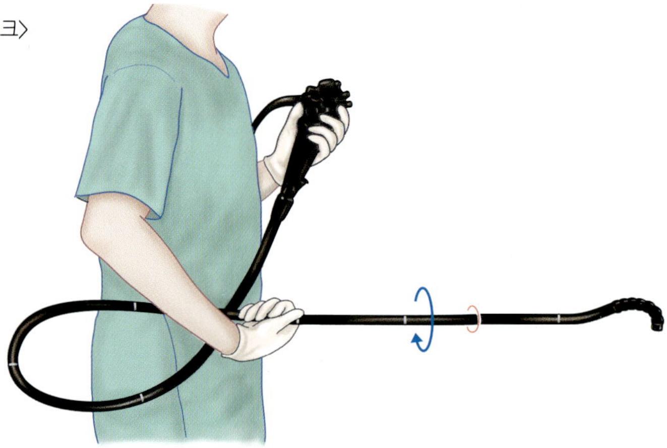

〈중립(neutral)〉

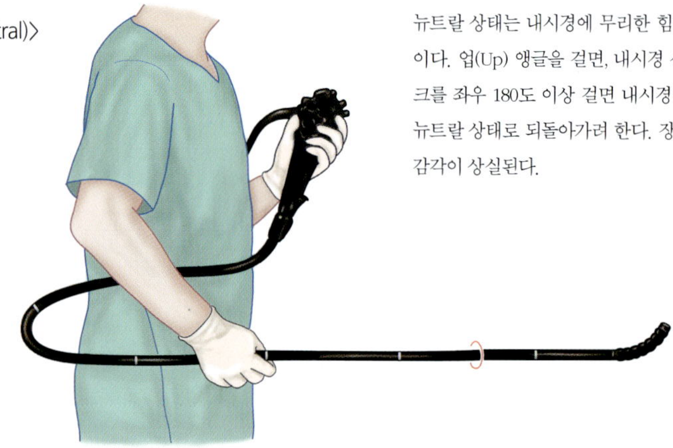

뉴트랄 상태는 내시경에 무리한 힘이 가해지지 않은 자연스런 상태이다. 업(Up) 앵글을 걸면, 내시경 선단은 그대로 위쪽을 향한다. 토크를 좌우 180도 이상 걸면 내시경에 무리한 힘이 가해져 내시경은 뉴트랄 상태로 되돌아가려 한다. 장관에도 과잉한 힘이 작용해 자유 감각이 상실된다.

〈왼쪽 토크〉

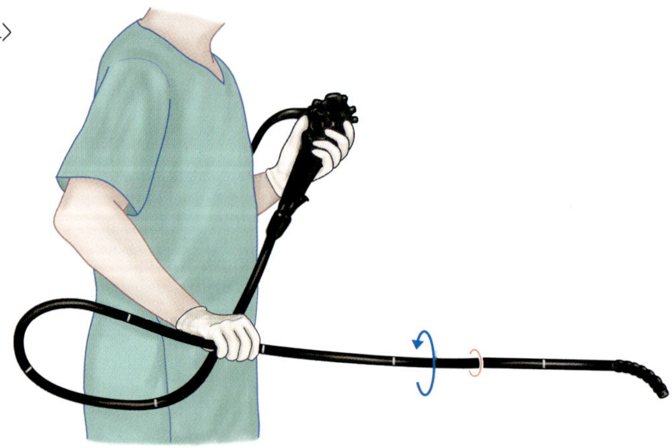

그림 17 내시경의 토크조작

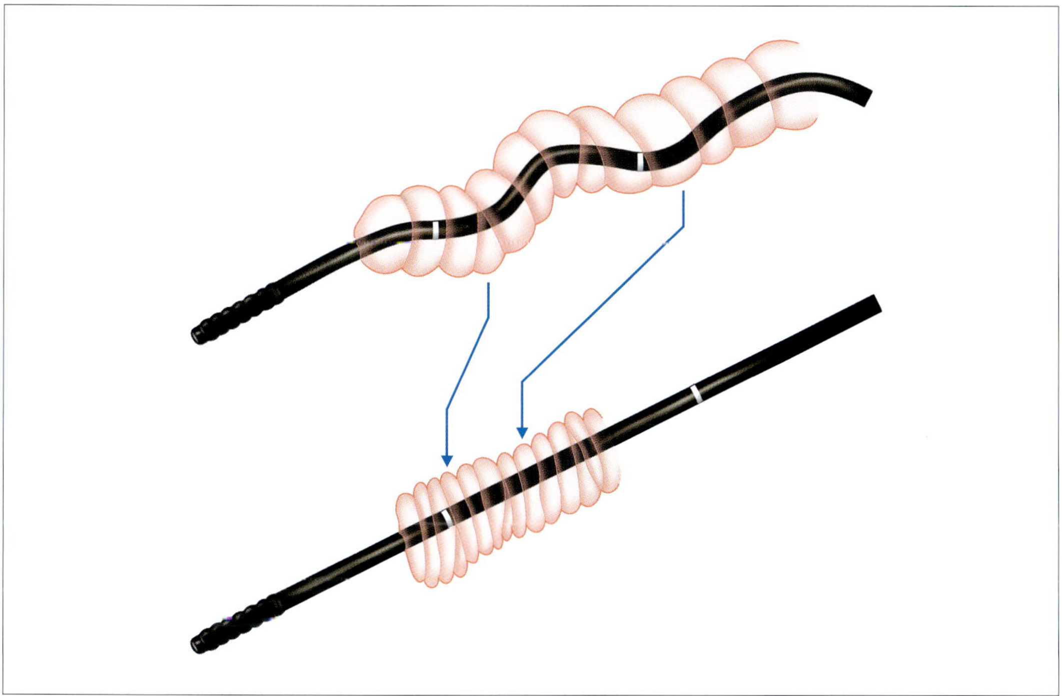

그림 18 Jiggling Technique

## 6. 축유지단축법의 보조수단

축유지단축법에서 가장 중요한 것은 이상적인 장관축과 내시경축을 직선적으로 일치시켜 장관을 늘리지 않고 주름을 클리어하는 것으로, 그 중심에 있는 테크닉이 3S Insertion Technique다. 이 테크닉을 전개하기 위한 조건을 정비하는 것이 「거리만들기」라는 것은 이미 설명한 사항이지만, 그 외에도 아래에 설명한 「보조수단」을 적절히 이용함으로써 부드럽게 삽입하는 것이 가능하다. 특히 삽입곤란례에서는 손을 사용한 압박이나 체위변환을 사용해야 비로소 3S Insertion Technique로 주름을 클리어할 수 있는 경우가 적지 않다는 점에 유의해야 한다. 축유지단축법은 이런 모든 조작·테크닉·보조수단을 자유롭게 구사함으로써 가능해지는 것이다.

### A. 선단 후드

장관벽과 내시경 선단의 최적거리를 유지하기 위해서는 선단 후드가 유용하다. 선단 후드를 장착하고 있으면, 전면의 장관벽과 내시경 선단 사이에 일정 거리를 확보할 수 있기 때문에 흡인을 철저히 해도 시야 확보가 가능해서 「적옥」이 잘 일어나지 않는다.

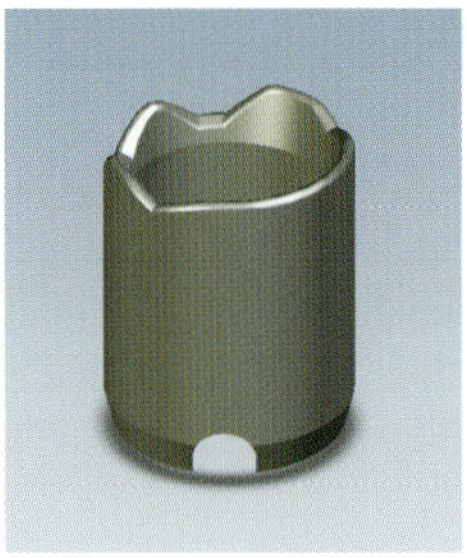 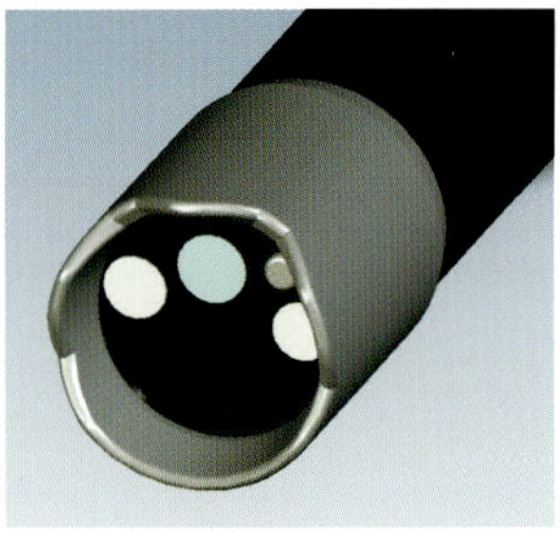

그림 19 선단 후드(Wavy Cap ; MSJ-Y0024)
장벽과 내시경 선단이 너무 가까워지지 않도록 하면서, 동시에 선단 후드 자체가 시야내로 침입하는 일이 없도록 한 점이 특징인 선단 후드. 후드 돌출부는 시야내 침입이 없도록 시야영역에 맞춰서, 돌출부를 부분적으로 잘라낸 형상으로 되어 있다.

따라서 air control이 용이해진다. 또한 후드를 사용해 주름을 헤쳐보는 것이 가능해서, laterally slide 등의 조작이 용이해진다. 선단 후드를 사용함으로써 심부삽입율이나 병변검출율이 향상되었다는 보고가 최근 다수 있었다.

현재 우리들이 사용하는 선단 후드를 그림 19에 실었다. 이 후드는 우측과 좌측에 돌출부가 있어, laterally slide를 하기 쉽게 연구된 것이다. 그 형태로부터 통칭「Wavy Cap」이라 부른다.

## B. 손을 사용한 압박(用手壓迫)

3S Insertion Technique가 시행되고 있는 상황에서는 기본적으로 손을 사용한 압박이 필요하지 않다. 그러나 다양한 상황에서 보조자에 의한 복벽 압박을 효과적으로 사용함으로써, push 조작을 하지 않고 3S Insertion Technique로 부드럽게 삽입할 수 있다. 예를 들어, 내시경을 전진시켜도 선단이 후퇴하는 것과 같은 paradoxical movement가 일어나는 경우에는 축이 어긋나 있고 내시경이 휘어져 있다는 증거이다. 이런 때는 내시경이 휘지 않도록 손을 사용한 압박을 함으로써 직선적인 삽입을 하는 것이 가능해진다. 가능한 한 내시경을 pull back해서 장관을 단축·직선화한 상태에서 손을 사용한 압박을 하는 것이 기본이다.

SD굴곡부의 굴곡이 강한 경우에는 (SD굴곡부가) 몸의 좌측으로 이동하도록 좌측복부를 압박하는 것이 효과적이다. 이를 통해 후복막에 고정된 하행결장과 그 전방에서 연속된 S상결장의 굴곡이 예각이 되는 것을 예방한다(그림 20). 또한 비만곡의 굴곡이 강한 때에는 늑골궁하를 외측에서 압박하면, 비만곡이 몸의 오른쪽으로 이동하면서 굴곡이 약해져 넘어가기 쉬워진다. 비만곡 이상으로 깊이 삽입할 때에도 유효하다. S상결장의 비틀림을 억제하기 위해서 우하복부를 골반강을 향해 압박한다. 횡행결장이 하방으로 신전된 경우에는 배꼽아래(臍下部)에서 머리쪽을 향해서 압박하여 횡행결장을 받쳐 올린다. 간만곡 통과 시에는 S상결장과 횡행결장의 비틀림을 억제하기 위해 배꼽부위(臍部)를 압박한다.

우측와위·좌측와위인 경우에는 복벽을 아래에서 위로 받쳐 올리듯이 압박을 가한다. 압박은 손을 펴서 손바닥으로 넓게 압박을 가하며, 내시경이 손바닥을 밀어올리는 느낌을 참고로 해서 가장 효과적인 압박부위를 찾는다. 익숙해지면 적당한 곳을 처음부터 손가락으로 눌러서 효과적으로 압박을 가하는 것이 가능하게 된다. 또한 압박시에는 보조자도 모니터 화면에 주목하여, 관강이 근접하는지 관찰함으로써 압박의 효과를 판단하고, 효과가 없다면 압박부위를 조금씩 바꾸도록 한다.

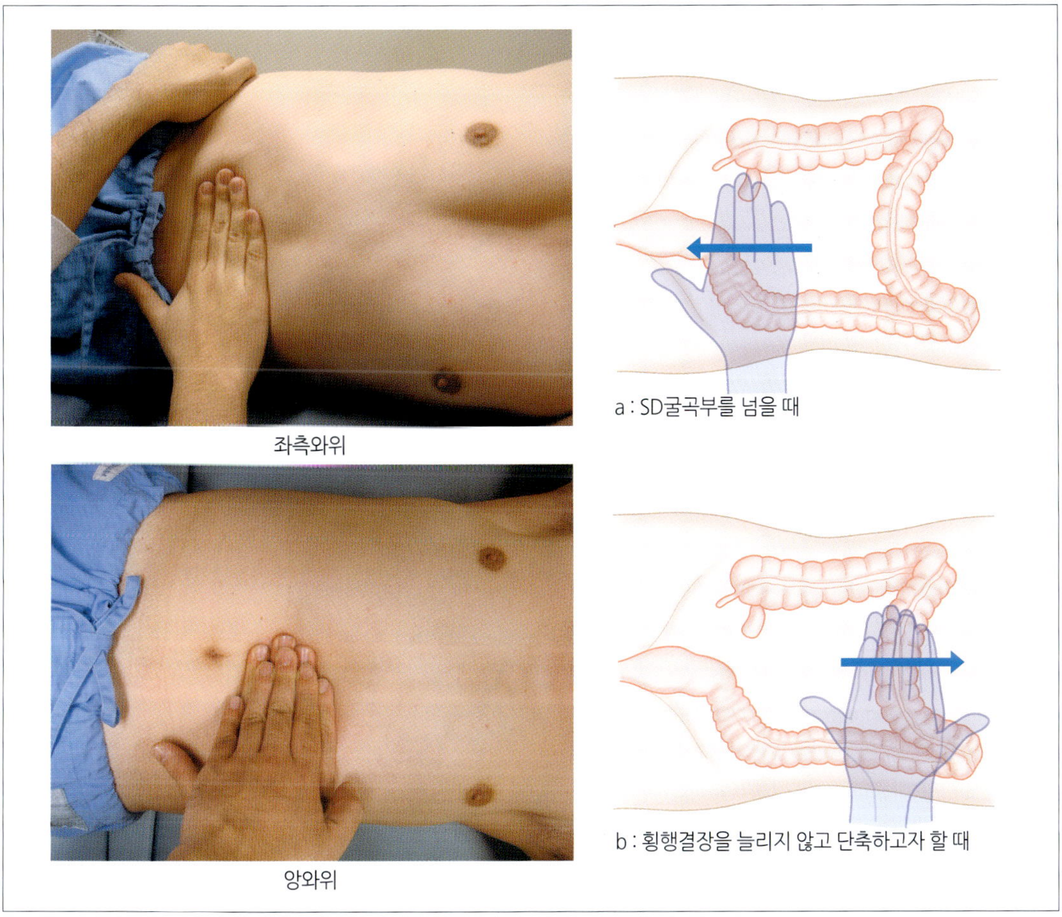


그림 20 손을 사용한 압박의 실제

## C. 체위변환

많은 경우에서 좌측와위를 유지한 채로 맹장까지 삽입할 수 있지만, SD굴곡부, 비만곡, 간만곡 등의 굴곡이 강한 부위에서는 손을 사용한 압박과 더불어 체위변환도 유효하다. 공기의 이동이나 중력에 의한 장관주행 변화로 인해 굴곡부가 열리면서, 벌리 있는 장관이 가까워지는 효과를 얻을 수 있다(그림 21). 일반적으로 비만곡까지는 좌측와위, 비만곡에서 횡행결장 중앙부까지는 앙와위, 횡행결장 중앙부에서 상행결장 원위부까지는 좌측와위, 맹장까지는 앙와위가 가장 이론적으로 합당한 체위이다. S상결장에서 굴곡이 강한 경우에는 우선 좌측복부에 손을 사용한 압박을 가하면서 S상결장을 거의 직선적으로 통과하도록 하지만, 그래도 삽입이 곤란한 경우는 앙와위나 우측와위로 체위를 변환해 장관 주행과 중력의 관계를 이용해 굴곡부측으로 공기를 이동시키고, 흡인을 많이 사용해서 3S Insertion Technique를 시행한다.

## D. 경도변경(硬度可變)

현재 널리 사용되는 내시경에는 경도가변기능이 탑재되어 있다. 이것은 내시경 손잡이로 내시경 샤프트의 경도를 가장 부드러운 0에서 가장 강한 3까지 변화시킬 수 있는 기능이다(그림 22). 딱딱하게 설정하면 토크조작 등에서 힘(力) 전달능이 뛰어나 3S Insertion Technique을 시행하기에 적당하지만, 유착례 등 굴곡이 강해서 push하지 않을 수 없는 경우에는 지팡이 현상('walking-stick handle' phenomenon, 역주-그림 10 참조)을 일으켜서 환자에게 고통을 유발할 수 있다. 부드러운 설정에서는 push 위주의 삽입시에 장관의 신전부하가 분산되어서 환자가 느끼는 고통은 적지만, 반대로 굴곡이 강한 장관이나 비만례 등의 휘어짐이 많은 장관에서는 힘이 부족해서 축을 유지하기 어렵다. 통상 3S Insertion Technique에서는 경도 1내지 2로 설정하고, 횡행결장에서는 2내지 3으로 변경하여 맹장까지 도달하는 경우가 많지만, 항상 체격이나 유착의 정도에 따라 적절히 변경한다.

내시경 기종의 선택에 있어서는 p.42을 참조하기 바란다.

COLUMN

### 대장내시경의 신은 심술쟁이인가!?

대장의 주행은 사람에 따라서 천차만별이다. 초심자나 중급자에서는 요령있게 삽입할 수 있는 자신만의 방법을 익히게 되면「마침내 대장내시경의 진리를 발견했다!」「마침내 대장내시경의 신이 자신에게 미소를 보내주었구나」라며 잠깐 행복감에 젖어드는 경우가 있다. 그렇지만 그 행복감은 오래 가지 않는 것이 보통이다. 대장내시경의 신은 심술쟁이다. 다음번에는 반드시 그 방법으로는 들어갈 수 없는 증례를 준비해 주시는 것이다. 그러나 이는 곧 자신의 미숙함이 낳은 일이다. 실패는 성공의 밑바탕이다. 그 축적이 성숙된 내시경의사를 만들어 내는 것이다.

## I. 비만곡

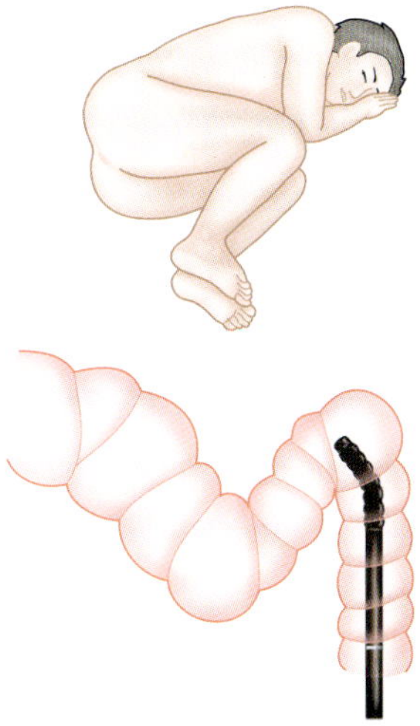

1. 좌측와위

좌측와위에서는 중력으로 인해 횡행결장이 처져서 비만곡이 예각이 되면, 관강의 오리엔테이션을 파악하기 힘들다.

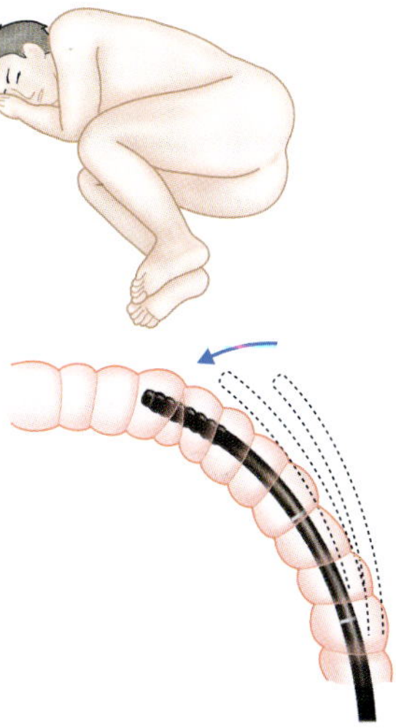

2. 우측와위

우측와위에서는 공기가 이동하고, 중력이 작용해 횡행결장은 우측으로 처지며 이동한다. 그 결과 비만곡이 둔각화되며 시야가 넓어진다.

우측와위에서 공기를 흡인하며 살짝 밀어 넣으면, 내시경의 무게도 더해져 한층 더 둔각화되며 내시경 선단이 부드럽게 횡행결장으로 진입한다.

## II. 횡행결장

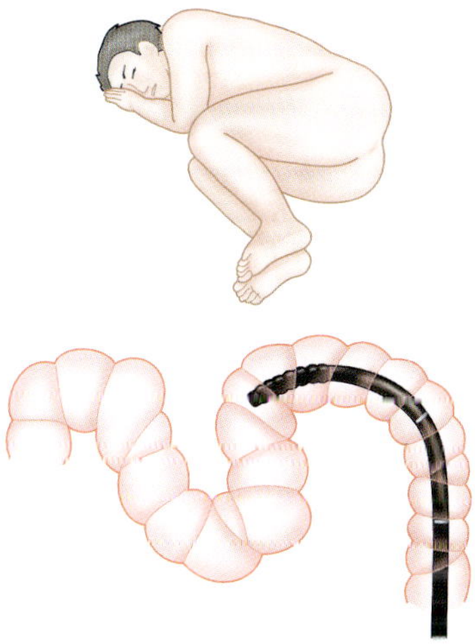

1. 우측와위

우측와위에서는 횡행결장 중간부 근처에서 장관이 처지면서 굴곡이 생겨 내시경의 시야도 불량해진다.

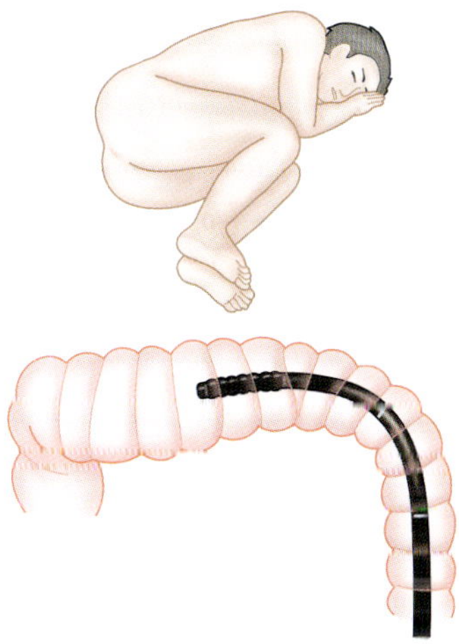

2. 좌측와위

좌측와위로 하면 중력에 의해 횡행결장의 처짐이 좌측으로 이동한다. 이 때 내시경축과 방향성을 유지하여 상대적 삽입, Slalom 테크닉을 사용하면 장관이 내시경을 덮어싸며 접힌다.

그림 21 체위변환의 효과

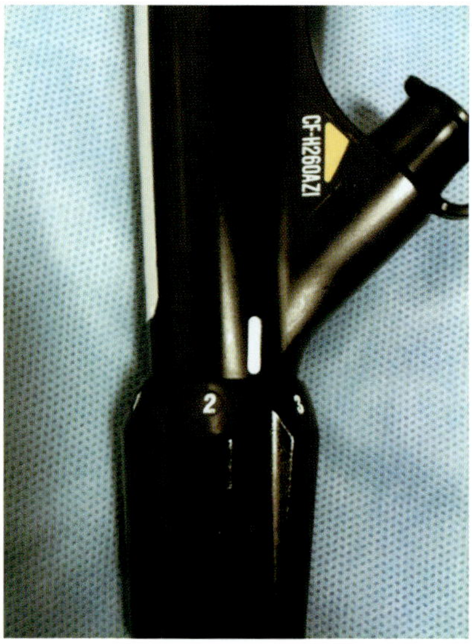


그림 22 경도가변기능

**경도 0**

·야윈 체형으로 골반내로 장관이 내려와 있어 3S Insertion Technique로 삽입이 곤란한 증례

·수술 등으로 인한 고도유착례

**경도 1~2**

·일반적인 3S Insertion Technique

**경도 3**

·고도비만례 등, S상결장이나 횡행결장이 크게 늘어져 휘어 있는 증례

## E. UPD 시스템

X선 투시는 내시경 선단의 위치나 루프 해제를 확인하기 위해 사용된다. 1인법이 주류가 된 오늘날에는 아마도 X선 투시에 의존해 삽입하는 술자는 거의 없으리라 생각된다. 3S Insetion Technique를 이용하는 한, 내시경의 자유감각이나 비틀림을 통해 루프를 감지할 수 있기 때문에, X선 투시가 없어도 내시경의 상황을 파악할 수 있다. 도저히 내시경의 상황을 파악할 수 없는 경우에는 X선을 사용하지 않는 위치확인 시스템(UPD ; Endoscope Position Detecting Unit)을 사용한다. 장관이 늘어나 버려서 삽입이 곤란한 예, 또는 복부압박 등의 어시스트가 필요한 경우에 UPD를 사용하면 내시경의 상태를 파악할 수 있으므로 특히 초급자에게 유용할 수 있다(그림 23).

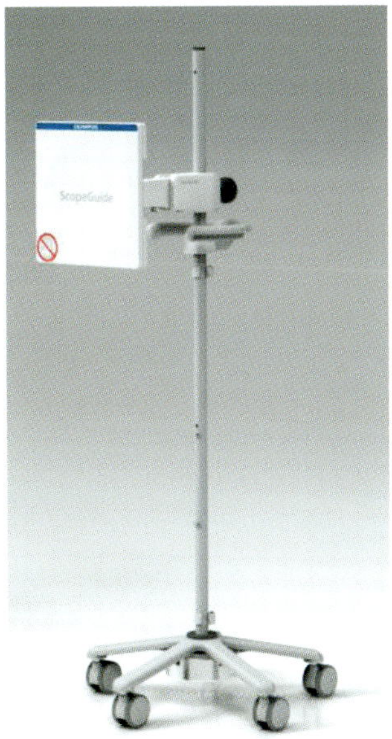

수신 안테나와 스탠드

그림 23 UPD(Endoscope Position Detecting Unit)

COLUMN

### 지심(止心)-초급자의 벽

검도에서는 기선(機先)을 제압하는 것이 중요한데, 어떻게 호기를 붙잡아 「선(先)」을 취하느냐로 승패가 갈린다. 다만 「선(先)」을 취하는 데만 정신이 팔리면, 거기서 신(心)이 멈춰버리고 만다. 그것을 지심(止心)이라 하는데, 기술 숙달에 큰 장애가 된다.

이것도 역시 대장내시경과 통하는 바가 있을 것이다. 빨리 삽입하려고 초조해 하다가 신중한 내시경 조작을 게을리 해서 장을 과신전시키거나 송기과다로 인해 결과적으로 환자를 괴롭게 하는 것은 대장내시경 전문의를 지망하는 자라면 누구나 한번은 경험하는 일일 것이다. 자신의 기술에 맞는 스피드로 조급하지 않게 삽입하는 것이 중요하다.

COLUMN

## 내시경 라이브 데몬스트레이션

삽입법에 국한하지 않고 내시경 기술은 눈 앞에서 보고 배우는 것이 가장 중요하다. 세계적으로 캐나다의 "INTERNATIONAL COURSE ON THERAPEUTIC ENDOSCOPY"를 비롯해, 홍콩, 브라질, 독일, 오스트리아 등에서 대규모의 내시경 데몬스트레이션이 시행되고 있다. 라이브 데몬스트레이션이라는 것은 해설을 하면서 진행해 가는 내시경 진료의 과정을, 참가자들이 모인 별도의 회장(會場)에서 대형 모니터로 실시간 상영하는 것이다. 주어진 증례를 어떻게 부드럽게 해결할 것인가, 어려운 증례일수록 청중에게는 공부가 된다. 우리 시설에서도 매년 참가자가 500명이 넘는 내시경 세미나, "요코하마 라이브"를 시행하고 있다. 회장의 대형 모니터에 영상을 상영함으로써, 삽입에서 내시경 치료까지의 전과정을 실시간으로 보여준다. 라이브의 장점은 그 방면 엑스퍼트의 기술을 즉시 자신의 진료에 활용할 수 있다는 점과 그렇게 익힌 기술을 각자의 활동지역에서 전파해 가는 연쇄작용에 있다 할 것이다. 요코하마 라이브는 이제 세계 내시경 분야 관계자라면 누구나 알 정도로 성장했다. 캐나다의 토론토, 거기에 홍콩에서 열리는 동종의 라이브 데몬스트레이션과 함께 「세계 3대 라이브」로 불리고 있다.

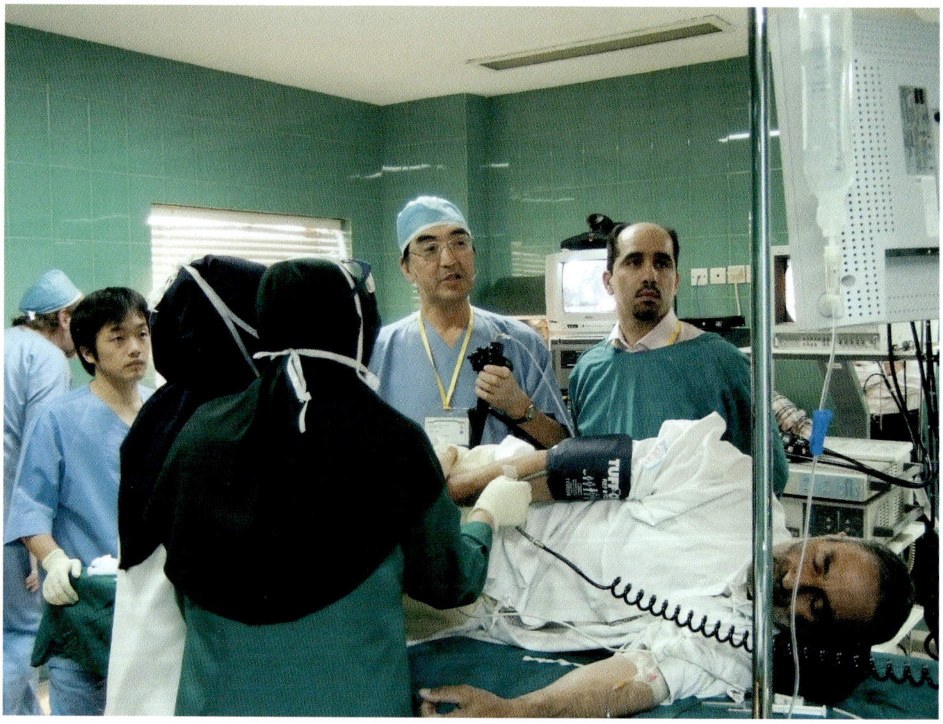

# V. 대장내시경삽입의 실제

## 1. RS를 넘어가는 방법

RS는 해부학적으로 항문측에서 볼 때 시계방향으로 반 바퀴 선회하면서 S상결장으로 이어지기 때문에, 내시경은 업(up)앵글·왼쪽 토크를 걸어서 넘어가는 경우가 많다. 그리고 주름을 넘어서면 바로 우측에 주름이 나타나는데, 이번에는 오른쪽으로 토크를 걸어 S상결장으로 들어간다(그림 1).

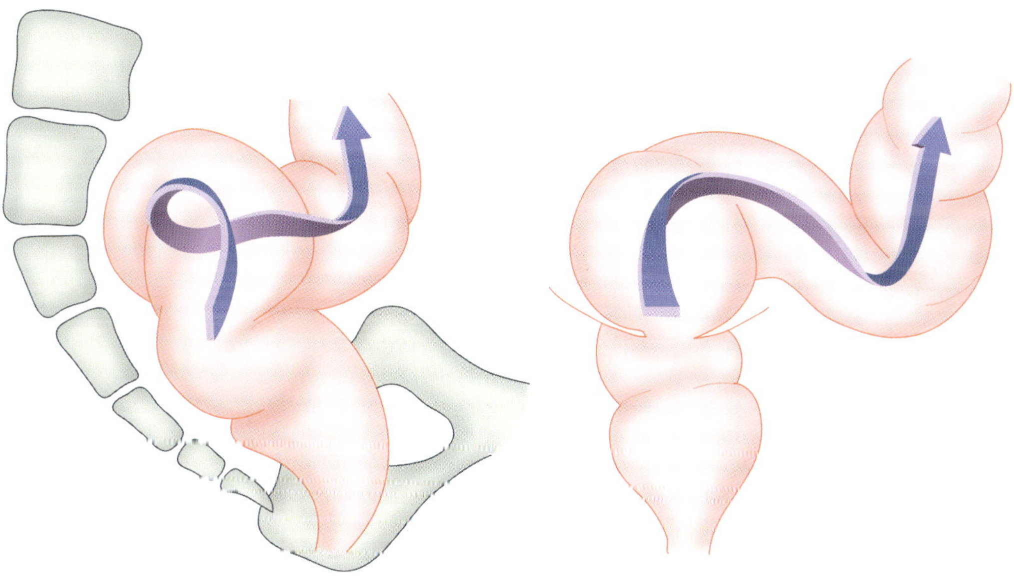


가벼운 업(up)앵글과 왼쪽 토크로 RS에 들어간다. 다시 왼쪽 토크를 걸어 장관내 공기를 흡인하고 pull back 조작을 사용해 장관을 단축한다. 그 다음 주름을 오른쪽 토크로 넘어서면 S상결장으로 들어간다.

그림 1 RS를 넘어가는 방법

RS를 push로 삽입하면 직장과 S상결장을 늘리는 셈이 되어서 삽입이 곤란하게 된다.
유착 등의 원인으로 이 부위의 통과가 어려운 경우, 앙와위로 바꿔서 장관의 주행과 공기가 모인 위치를 변화시키면 삽입이 쉬워지는 경우가 있다. 또한 치골상부를 압박하면 RS가 늘어나는 것을 방지해서 삽입이 쉬워지기도 한다. 이런 경우에도 반드시 루프가 없는 상태로 shortening하고서 S상결장 삽입에 착수해야 한다. 즉, 3S Insertion Technique는 직장에서부터 미리 시작되어야 한다.

COLUMN

### 루프 해제란?

루프나 비틀림을 만들지 않고 충분히 pull back 하면서 장관을 직선, 단축화하여 삽입하는 것이 이상적이지만 유착이 심한 증례나 장이 긴 증례에서는 루프가 생겨버리는 경우가 있다. 루프를 형성한 채로 내시경을 삽입하면, 환자의 고통이 커지고 경우에 따라서는 천공 등의 합병증이 발생할 가능성이 있다. 따라서 굴곡을 넘은 후, 적절한 타이밍에 축유지단축법의 형태로 되돌릴 필요가 있다.

루프를 해제하기 위해서는 우선 장관 내의 공기를 흡인하고, 내시경의 선단이 빠지지 않는 것을 확인하면서 pull back 조작을 부지런히 시행해서 당겨낸다. 그런 때에는 특별히 오른쪽 회전, 왼쪽 회전이라고 정해진 방향이 있을 리가 없기 때문에 왼손의 앵글과 내시경을 쥔 오른손의 감각에 의존해서 저항이 적은 쪽으로 회전시키는 것이 중요하다. 루프가 제대로 풀렸다면 손끝의 조작이 직접 선단에 전해지는 감각, 소위 "자유감각(free感)"을 되찾을 수 있다.

COLUMN

### 이런 때는 어떻게 해야 할까? part 1

**Q** RS를 넘은 순간부터 pull back과 내시경 회전을 통해 단축을 시도해도 잘 안 될 때는?

**A** 삽입 시에 단축이 잘 되지 않으면 아무래도 초조해지기 쉽지만, 절대 초조해해서는 안 된다. 반드시 기본으로 되돌아가 다음 4가지 점을 되새기는 것이 중요하다.

① 흡인을 확실히 해서 장관 내 공기를 최대한 제거한다.

② 체위변환이나 복부압박을 적절히 이용해서, 장관을 중력에 거스르지 않는 방향으로 바꿔 간다.

③ 장관의 꼬임을 바로 잡는다. 그러기 위해서 장관의 Haustra와 tenia의 주행을 확인해 관강과 tenia가 직각이 되도록 한다.

④ 항문에서 내시경 선단까지 직선화가 잘 되어 있는지 살피고, 토크조작이나 pull back을 많이 사용해 축을 유지하면서 하나씩 신중하게 주름을 접어 넘는다.

이렇게 패턴 A로 조심스럽게 축유지단축삽입을 시행하면 굴곡을 최소화하고, 환자의 고통을 최소한으로 할 수 있다. 다만 아무리 해도 잘 되지 않는 경우에는, S상결장의 중간까지 내시경을 부드럽게 밀어 넣었다가 다시 pull back 조작을 통해 직선화하는 방법, 즉 패턴 B로 삽입을 시도한다. 이 때는 단번에 깊숙이 내시경을 넣는 것이 아니라, 조금씩 이 동작을 반복해 간다. 그 중에는 일단 굴곡부까지 내시경을 밀었다가 축을 맞추며 내시경을 한번 당겨내면 S상결장까지 단축되는 경우도 있다. 내시경 밀어 넣기는 가급적 40cm정도로 하며, 환자가 통증을 호소하지 않는 정도에서 그쳐야 한다.

# 2. S상결장, SD굴곡부를 넘어가는 방법

직장 Rb(Rectum below the peritoneal reflection)와 하행결장은 해부학적으로 각각 골반강과 후복막에 고정되어 있지만, S상결장은 양쪽 끝이 직장과 SD굴곡부의 2점에 고정된 가동성 있는 자유장관이다.

S상결장이 심하게 굴곡진 경우에 안이하게 내시경을 push하고 싶어지겠지만, 3S Insertion Technique를 사용해 신중히 주름을 넘는 것이 절대적으로 중요하다. 훤히 들여다 보이는 관강은 이미 송기가 많이 되어 있다는 증거로, 이런 경우는 air control이 필요하다. 내시경을 단축한 상태로 흡인하면, 내시경 선단은 점막면에 가까워진다. 최적거리를 유지하면서 다음 관강을 찾는 데는 경험도 필요하지만, 그 지점에 이르기까지의 삽입경로나 점막면의 주름 주행, 빛의 명암 · 반사 등을 바탕으로 나아갈 방향을 순간적으로 파악해 재빠르게 내시경을 전진시키는 것이 중요하다. 최적거리를 유지한 상태로 다음 관강방향을 예측하는 기준은 그림2와 같다.

## A. S상결장을 넘는 법의 기본

### 1) Slalom 테크닉(그림 3)

직장에서 비만곡까지의 좌측 결장에서는 3S Insertion Technique로 하나의 주름을 넘어서면, 다음 주름은 통상 반대방향에 있다. 따라서 하나의 주름을 넘어서는 즉시 내시경을 반대방향으로 돌리기를 리드미컬하게 반복하면 효율적인 삽입이 가능하다. 이 방법은 장관을 직선적으로 단축하면서 우회하지 않고 내시경을 전진시키는 것으로, 주름을 하나하나 젖히며 전진하는 점이 스키의 회전경기(slalom)와 비슷하다고 해서 「Slalom 테크닉」이라는 이름이 붙었다. Straight insertion을 통한 준직선적인 삽입을 기본으로 하지만, 부가적으로 주름을 차례차례 넘어가는 기술로 사용된다. 그 때 중요한 것은 air control 함을 잊지 않고 최적거리를 유지하며 안쪽 주름을 하나씩 넘어가는 것이다.

COLUMN

**토크와 앵글의 관계**

환자가 좌측와위로 있는 상태에서 내시경을 삽입하는 경우, 토크를 걸지 않고 앵글을 업(up)으로 하면 내시경 선단은 환자의 오른쪽을 향한다. 오른쪽 토크를 서서히 걸면, 내시경 선단은 복벽측을 지나 환자의 왼쪽을 향하게 된다. 반대로 왼쪽 토크를 걸면 선단은 등쪽을 지나 환자의 왼쪽을 향하게 된다. 이 움직임을 이해하고서, 삽입 시 대장의 해부를 상기해보기 바란다. 예를 들어 RS에서 장관 주행은 직장에서 일단 등쪽을 향했다가 다시 환자의 왼쪽으로 간다. 따라서 여기서는 삽입 시에 토크를 뉴트랄에서 90도 왼쪽 토크, 업 앵글을 걸어 RS로 들어가서, 다시 90도 왼쪽 토크를 걸면 RS를 늘리지 않고, S상결장에 내시경이 삽입되는 셈이 된다. 시술자에게는 항상 대장의 주행에 적합한 토크와 앵글 조작이 요구된다.

a

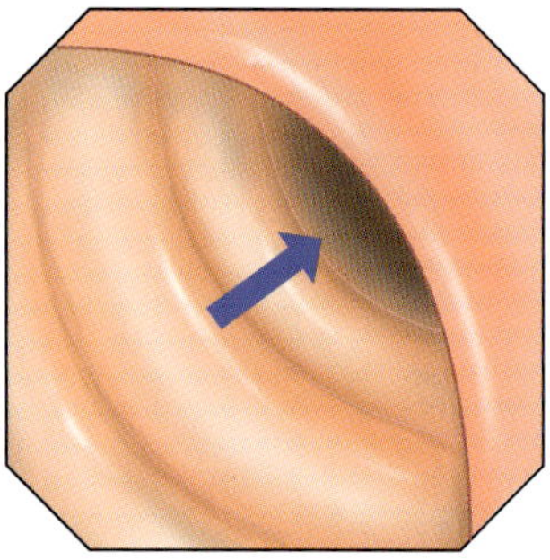

a : 굴곡부에서 어느 정도 스페이스가 확보된 때에는 가로로 난 주름과 직각방향으로 관강이 전개된다.

b

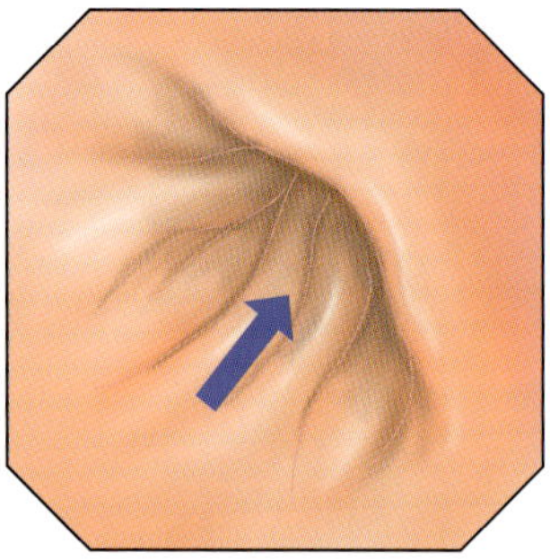

b : 늘어지기 쉬운 장관 등에서는 굴곡부로 따라 들어가는 주름이 출현하는 경우가 있다. 이런 경우에는 주름이 들어가는 방향이 관강의 방향이다.

c

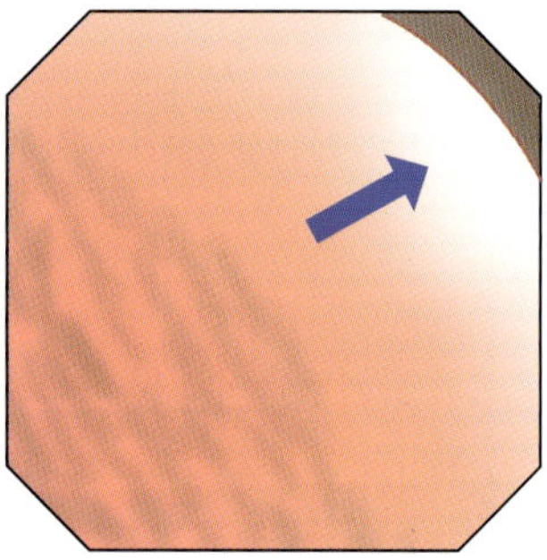

c : 내시경 선단과 점막 간에 최적거리가 충분히 확보되지 않은 경우에는 빛과 그림자를 참고로 해서 다음 주름을 찾는다.

그림 2 관강방향 예측

굴곡부의 방향과 주름의 상태, 빛의 콘트라스트로부터 관강방향을 판단한다.

특히 S상결장에서는 push를 피하고 laterally slide를 위주로 삽입해야 한다는 것을 명심해야 한다. S-Top을 골반방향으로 당겨내리도록 항상 의식하면서 충분한 자리만들기를 하고, 흡인을 이용한 상대적 삽입으로 조금씩 정면의 주름을 당겨붙이며 내시경을 laterally slide시키고, 다음 관강으로 들어가기까지 토크를 건다. 토크만으로 다음 관강으로 들어가지 못 할 때에는 앵글 조작으로 미세 조정을 하지만, 기본적으로 앵글이나 토크 조작은 최소한으로 줄이는 것이 중요한 포인트이다.

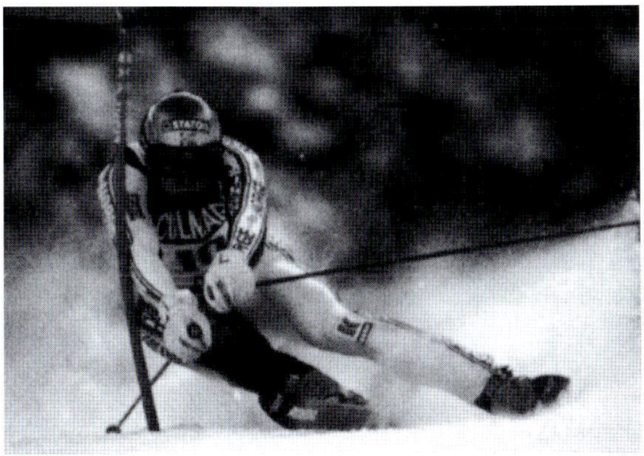

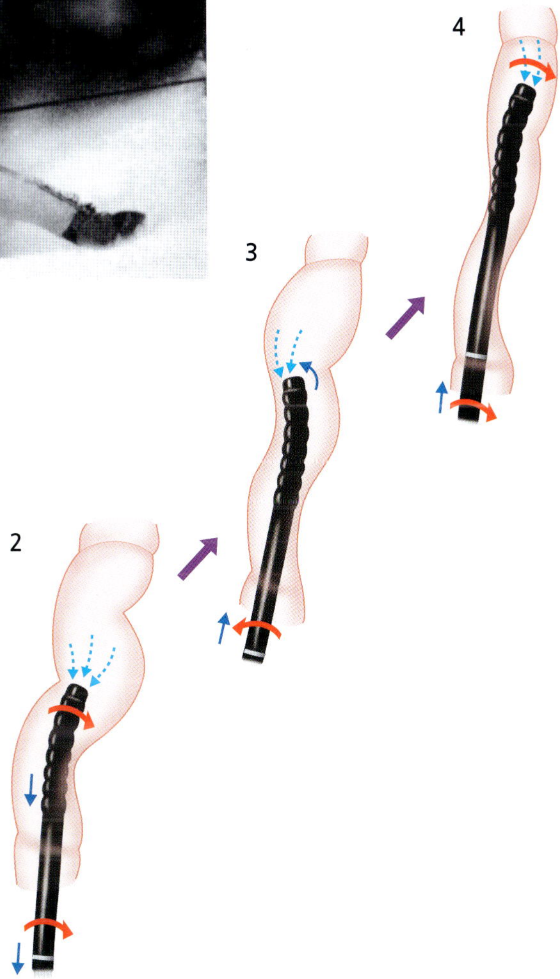


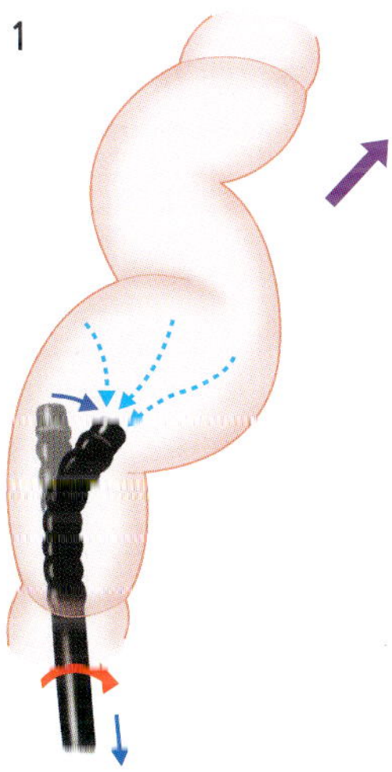


1, 2. 흡인하며 가볍게 업 앵글을 걸고, 다시 관강방향으로 토크를 걸어 가까운 안쪽 주름을 눌러 접는다. 동시에 pull back해서 장관을 단축한다.

3. 반대방향으로 관강이 보이면 미세하게 역방향 토크를 걸어 내시경을 반대편으로 돌린다.

4. 이것을 반복해서 직선적 최단거리로 전진한다.

그림 3 Slalom 테크닉

Straight insertion을 통한 직선적인 삽입을 기본으로 하지만, 부가적으로 주름을 차례차례 넘어가는 기술로 사용된다.

### 2) Right turn shortening technique

의식적으로 내시경을 pull back하면서 오른쪽 토크를 가하는 동작을 통해, S상결장을 단축·직선화하면서 SD굴곡부를 통과하는 방법으로 1인법에 있어 가장 중요한 테크닉의 하나로 Shinya에 의해 제창되었다.[1] 그러나 최근에는 S상결장에 루프를 형성한 채 하행결장에 진입한 다음, 오른쪽 토크를 걸어 루프를 해제하는 방법으로 소개되는 경우도 있다. 오늘날 오른쪽 토크를 걸면서 pull back하는 것에 대해 넓게 「right turn shortening」이라는 용어가 적용된다는 점에 유의하기 바란다.

## B. S상결장 통과의 3가지 패턴

S상결장은 S상결장간막이 부착되어 있으며, 복강 내에 고정되어 있지 않기 때문에 가동성이 있다. 그래서 S상결장의 주행에는 개인차가 있다. 통상 관강방향을 오른쪽으로 잡아 3S Insertion Technique로 S상결장을 통과하는 것이 기본이지만, 그것이 어려운 경우도 있다. 여기서는 S상결장을 통과하는 패턴을 아래의 3가지로 유형화했다.

COLUMN

**이런 때는 어떻게 해야 할까? part 2**

Q S상결장에 다발성 게실이 있는 때는?

A 다발성 게실이 있는 경우에는 게실염후 유착을 동반하는 경우가 많아서, 원래부터 단축되어 있으며 협착례가 많다. 더구나 굴곡이 심하며 spastic한 경우도 많다. 또한 흔히 대변이 남아있으며, 관강내강을 확인하기 어려운 경우도 있다.

우선은 통상적인 축유지단축법을 시도하여 최대한 과신전을 피해 신중히 삽입한다.

통증을 동반하는 경우도 많으므로 주의를 요한다. 내시경은 부드러운 것으로 선택하면 좋다.

극세경(極細鏡) PQ를 이용하는 것도 유용하다. 고유근층이 결여된 게실은 천공이 쉽게 일어나므로, 내강과 게실을 오인하지 않도록 충분한 주의가 필요하다.

### 1) 패턴 A (그림 4)

S상결장이 비교적 짧아서 장관을 신전시키지 않고도 3S Insertion Technique로 간단하게 SD 굴곡부에 도달할 수 있는 삽입패턴이다. 이런 경우, RS를 넘으면 장관은 화면의 오른쪽으로 전개되어 간다. 이 때 내시경은 환자의 좌하복부에서 SD 굴곡부를 향해 직선적으로 진행한다. 오른쪽으로 토크를 걸면서 pull back을 반복하면 S상결장이 차례차례 shortening 되어서, SD굴곡부를 크게 의식하지 않고 삽입길이 25~30cm에서 하행결장에 도달할 수 있다. 일본인에서는 약 70%가 이 패턴A로 삽입가능하다. 이 패턴A를 신속하고 부드럽게 시행하는 요령은 어떻게 정확히 관강방향을 포착하고, 적절한 자리만들기를 해서 3S Insertion Technique를 전개하느냐에 달려 있다. 대장내시경 삽입에 있어서는 송기를 줄여 최적거리를 확보하고, 체위변환이나 압박을 적절히 이용해서 우선 이 패턴 A에 따라 삽입하도록 노력해야 한다.

### 2) 패턴 B (그림 5)

S상결장이 비교적 길어서 RS를 넘은 후에 왼쪽으로 장관이 전개되거나, 또는 오른쪽으로 크게 늘어나 있는 경우의 삽입 패턴이다.

왼쪽, 또 왼쪽으로 전개되는 관강을 쫓아가며 push를 계속하면 α 루프가 생긴다. 오른쪽으로 크게 늘어난 관강은 그대로 push하면 N 루프가 생긴다. 어느 쪽이던지 이런 경우에는 처음에는 관강의 주행을 따라 어느 정도 내시경을 전진시키다가, 도중에 오른쪽 토크를 걸면서 pull back 해서(S-Top을 골반방향으로 당겨내려서) 내시경축을 이상적인 장관축과 맞추기 위하여 궤도수정을 하지 않으면 안 된다.

패턴A와의 차이는 일시적으로 어느 정도 삽입되고 나서가 아니면 shortening할 수 없다는 점으로, 오른쪽 토크를 걸면서 laterally slide, pull back을 개시하는 타이밍이 중요하다. S-Top을 골반방향으로 당겨내리도록 pull back하는 것은 동시에 가까이 있는 장관을 shortening 하여 직선화하는 셈이 된다. 패턴B에 있어서는 지나친 송기는 절대 금기이며, 3S Insertion Technique를 최대한 활용해서 최종적으로는 전술한 패턴A의 상태로 가져가는 것이 중요하다.

### 3) 패턴 C (그림 6)

복부수술 후에 유착이 있는 증례나 S상결장이 대단히 긴 경우, 또는 S상결장의 자유도가 대단히 높은 「늘어지기 쉬운 장」으로 어떻게든 체위변환이 필요한 경우의 삽입 패턴이다.

고도유착례에서는 내시경을 push 하고나서 pull back해도 용이하게shortening 하는 것이 어렵다. 저항을 느끼면서 무리하게 push하면 환자의 고통도 심해진다. 그래서 처음부터 가능한 한 장관을 늘리지 않도록 흡인을 많이 사용해서, 최소한의 앵글과 토크 조작으로 주름을 넘고 조심스럽게 shortening해서 가급적 가까운 쪽의 장을 직선화하고서 다음으로 진행한다. 장관의 주행을 변화시키기 위해서는, 장관 자체의 무게나 공기의 이동까지 고려해서 앙와위나 우측와위로 체위를 변화시키거나 압박을 적절히 사용하는 것이 중요하다.

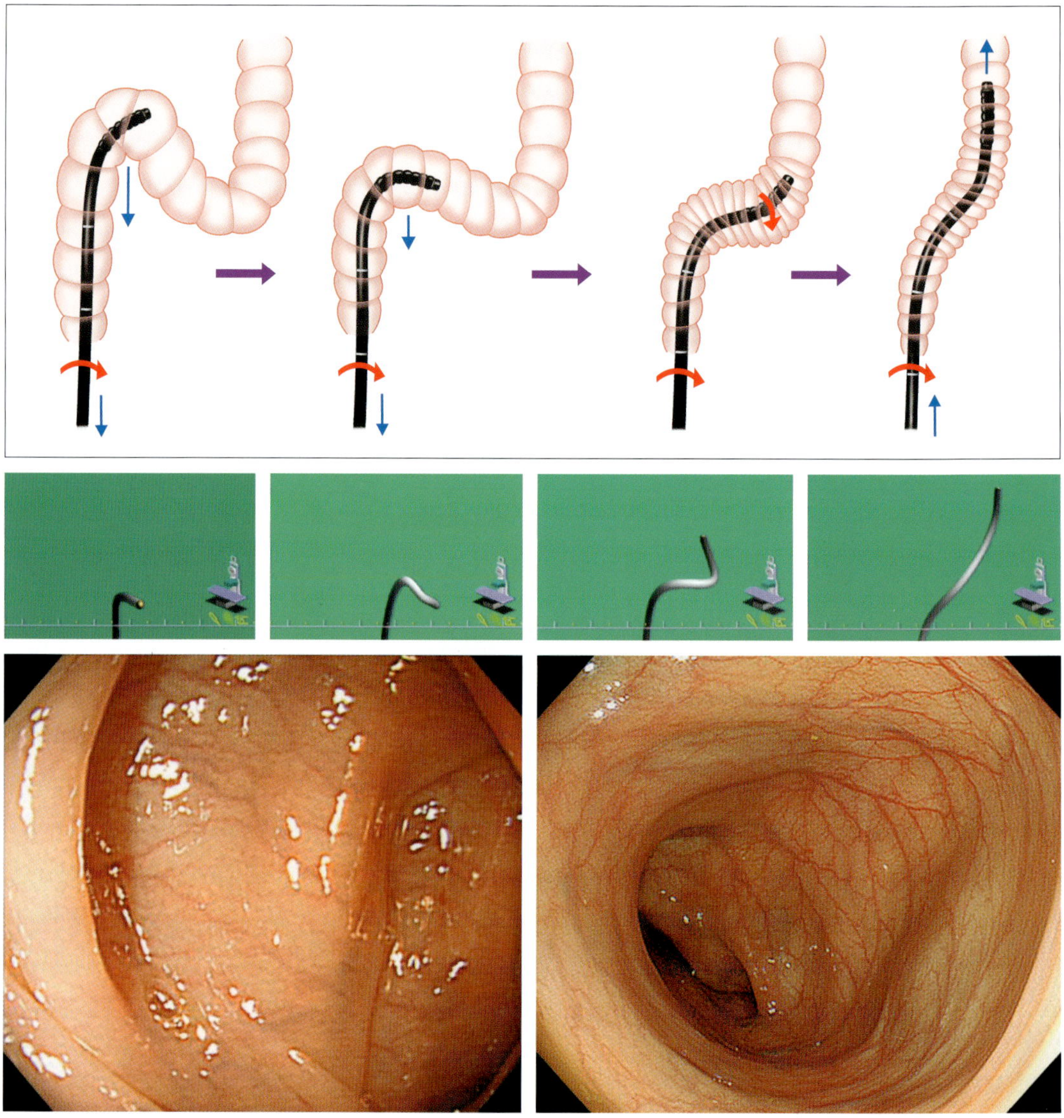

그림 4 패턴A

S상결장이 비교적 짧고, 간단한 주행으로 용이하게 단축 가능한 패턴. 왼쪽 토크로 RS에 들어가 straight insertion으로 S-Top에 도달한 후에는, 오른쪽 토크와 pull back으로 laterally slide하면 거의 SD 굴곡부를 의식하지 않고 하행결장에 도달한다. 일본인의 약 70%가 이 패턴A로 삽입할 수 있다.

꼬이기 쉬운 장인 경우에는 push로 장관을 늘리기 시작하면 얼마든지 늘어나는데, 이는 대단히 위험하며, 더구나 하행결장에 도달하기도 어렵게 된다. 역시 흡인을 사용한 상대적인 삽입이나 체위변환 · 용수압박을 위주로, 반복적으로 자리만들기 작업을 시행하고 3S Insertion Technique에 충실하게, 주의해서 삽입할 것을 명심해야 한다. 이 패턴C는 축유지단축법으로 삽입하지 않으면 심부삽입이 곤란하다.

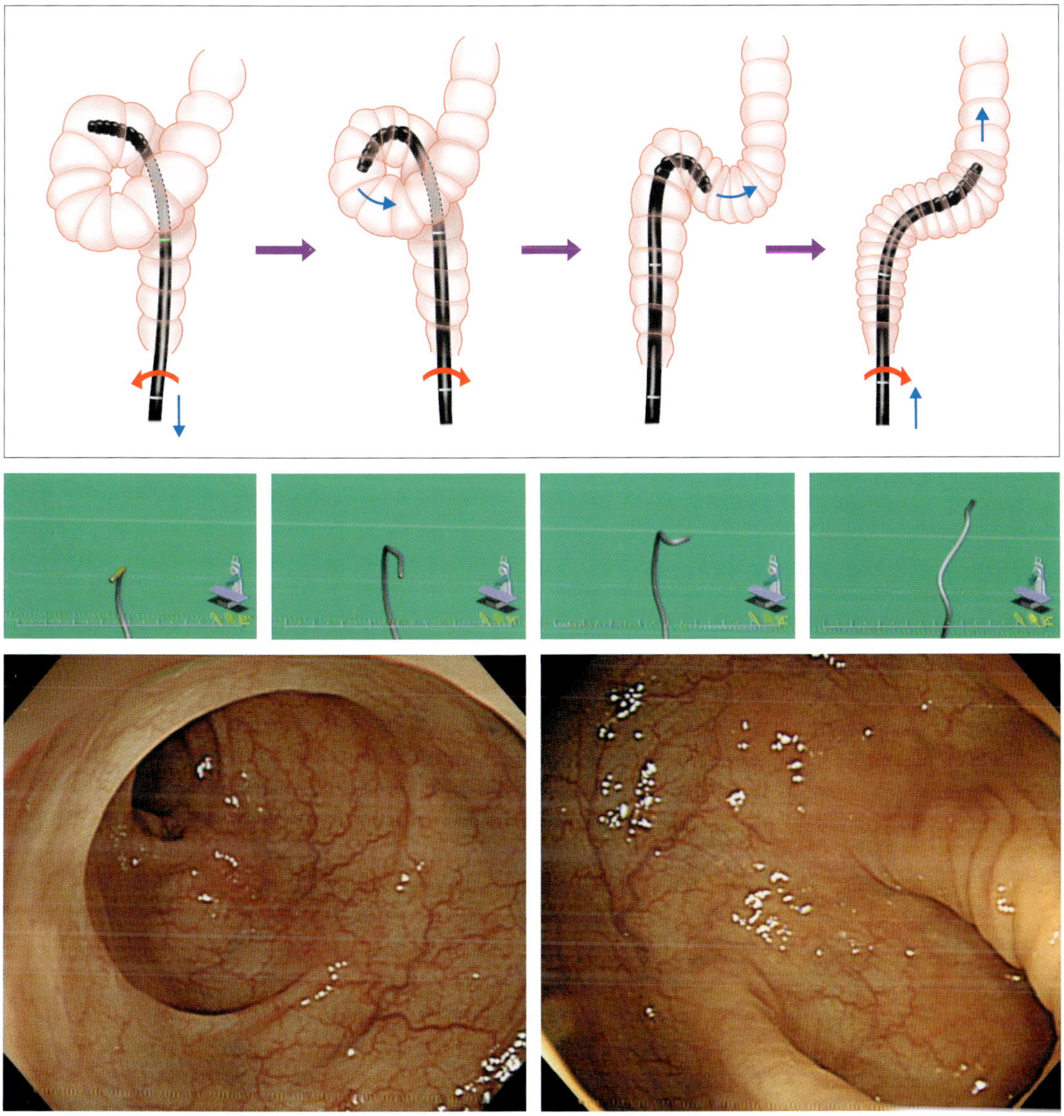

그림 5 패턴B

RS를 넘은 후 수로 관상이 왼쪽으로 전개되므로 그대로 내시경을 삽입하면 루프가 생겨버리는 패턴. S-Top까지 장관을 과신전시키지 않도록 삽입해서, 장관 내의 공기를 흡인하면서, S상결장을 다시 단축직선화하여 패턴A에 가깝게 만든 후, SD 굴곡부를 넘어 하행결장에 도달한다

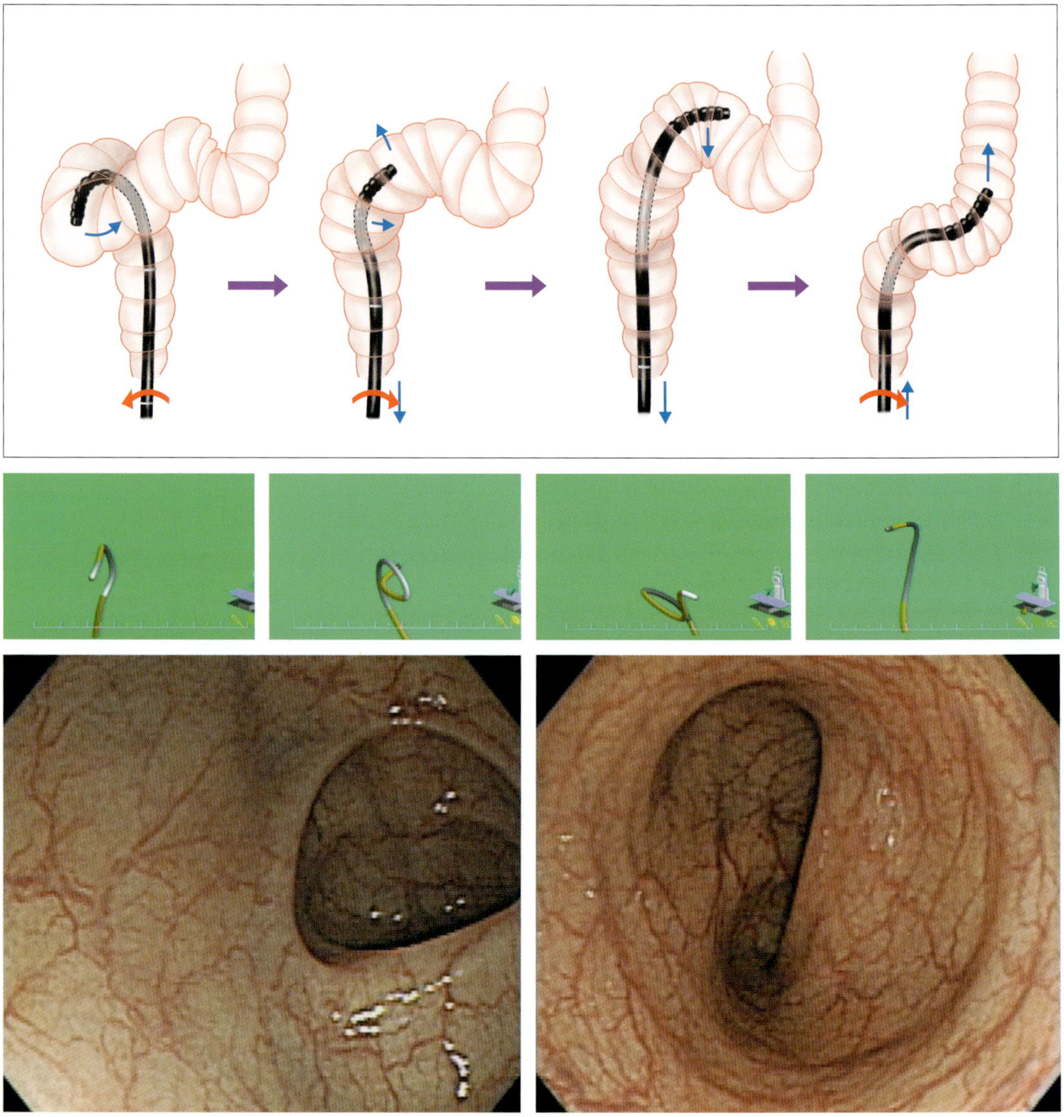

그림 6 패턴C

유착이 있는 증례나 S상결장이 대단히 길어서 체위변환이 필수적인 패턴. S상결장의 직선화가 곤란하기 때문에 하나하나의 굴곡부에 대해 흡인을 많이 사용하면서 최적거리를 유지하고, 천천히 3S Insertion Technique로 삽입한다. 특히 유착이 심한 환자에서는 굴곡부를 넘은 후 반드시 pull back 작업을 시행해서 장관의 단축직선화를 시도한다. 이 조작을 주의깊게 반복하면서 하행결장으로 삽입한다. 이 패턴C에서는 조급해 해서는 안 된다. 적절한 토크와 앵글의 협조작업에 더해 체위변환이나 압박 등의 자리만들기 작업이 중요하다.

## 3. 하행결장을 지나 비만곡을 넘어가는 방법

3S Insertion Technique를 사용해 축을 유지한 상태로 SD굴곡부를 통과한 경우 하행결장은 straight insertion 또는 Slalom 테크닉으로 용이하게 통과할 수 있는 경우가 많다. 이 때 가능한 한 남아있는 액체나 air를 흡인해서 하행결장도 단축하도록 주의하는 것이 중요하다. 여기서 air를 대량으로 주입하면, 이어지는 횡행결장에서 삽입이 곤란하게 된다.

내시경이 직선화된 상태에서 비만곡에 도달한 경우에 삽입길이는 약 40cm[4]이다. 삽입길이가 60cm 정도인 때에는 shortening이 불충분하거나 S상결장에 루프가 생긴 것이다. 이런 경우 그 비틀림이나 루프를 해제하지 않는 한, 더 이상 깊이 삽입하기는 곤란하게 된다. 삽입길이가 긴 경우에는 충분히 shortening하여 S상결장의 직선화를 시도한다.

삽입길이 40cm에서 비만곡에 있는 것을 확인했다면, 왼쪽으로 회전해서 비만곡을 넘거나, 일단 우측에 보이는 관강으로 들어가다가 즉시 왼쪽토크를 걸면 횡행결장으로 진입하는 경우도 많다(그림 7).

경도가변(硬度可變)기능이 있는 경우에는 비만곡에서 경성으로 설정한다.[5] 횡행결장 이상으로 깊게 들어가면 주름이 좌우 교대로 나오는 게 아니라 윤상의 주름이 이어진다. 횡행결장에서는 관강이 삼각형으로 관찰되며 어느 정도 앞까지 내다볼 수 있기 때문에 횡행결장에 들어가 있음을 인식하는 것은 비교적 용이하다.

COLUMN

### 불가능의 반대말은 가능이 아니다

대장내시경삽입은 어렵다고 알려져 있고 도중에 탈락하는 초심자도 많다.

우리 시설에서는 더 뛰어난 삽입법, 진단학을 추구하는 다수의 젊은 의사들이 모여 있다. 최근에는 대학병원에서 슈퍼 로테이션을 이제 막 마친 3년차 연수의의 입국도 많다. 즉, 거의 내시경을 잡아 본 적도 없는 연수의들에게 대장내시경을 지도하게 되는 것이다. 당연히 처음에는 내시경 조작도 불안하고, 삽입해서는 곧 S상결장에서 상급자와 교대하는 일이 늘상 반복된다. 그런 후기연수의들도 반년만 지나면 맹장에 도달하는 것이 가능해지고, 1년이 지나면 pattern A 증례에서는 상당한 확률로 맹장에 도달할 수 있게 된다. 지도체제가 확립되어 있는 점이 가장 크지만, 또 하나는 연수에 쓰이는 좋은 대장모형이 있어서 여러번 반복해서 기본동작을 확인할 수 있다는 점일 것이다. 대장내시경은 결코 어려운 기술이 아니라 기본이 되는 삽입이론과 동작을 습득할 수 있으면 일정 레벨까지 도달할 수 있다. 진짜 향상은 그때부터 시작이다. 불가능의 반대말은 열의(熱意)이다.

---

4. 일본인의 경우 40cm 정도에서 비만곡이 관찰되는 경우가 있더라도 우리나라 사람의 경우 이보다 더 길어질 수도 있다. 50–60cm 정도에서 횡행 결장으로 진행하는 경우도 적지 않다.
5. 비만곡에서 경성으로 설정하여도 되고 횡행결장에 진행한 후 설정하여도 된다. 미리 경성으로 설정하였을 경우 초심자에서 sliding 기법이나 토크를 이용하여 횡행결장으로 진행이 어려워 push 해야 할 경우도 있으므로 주의해야 한다.

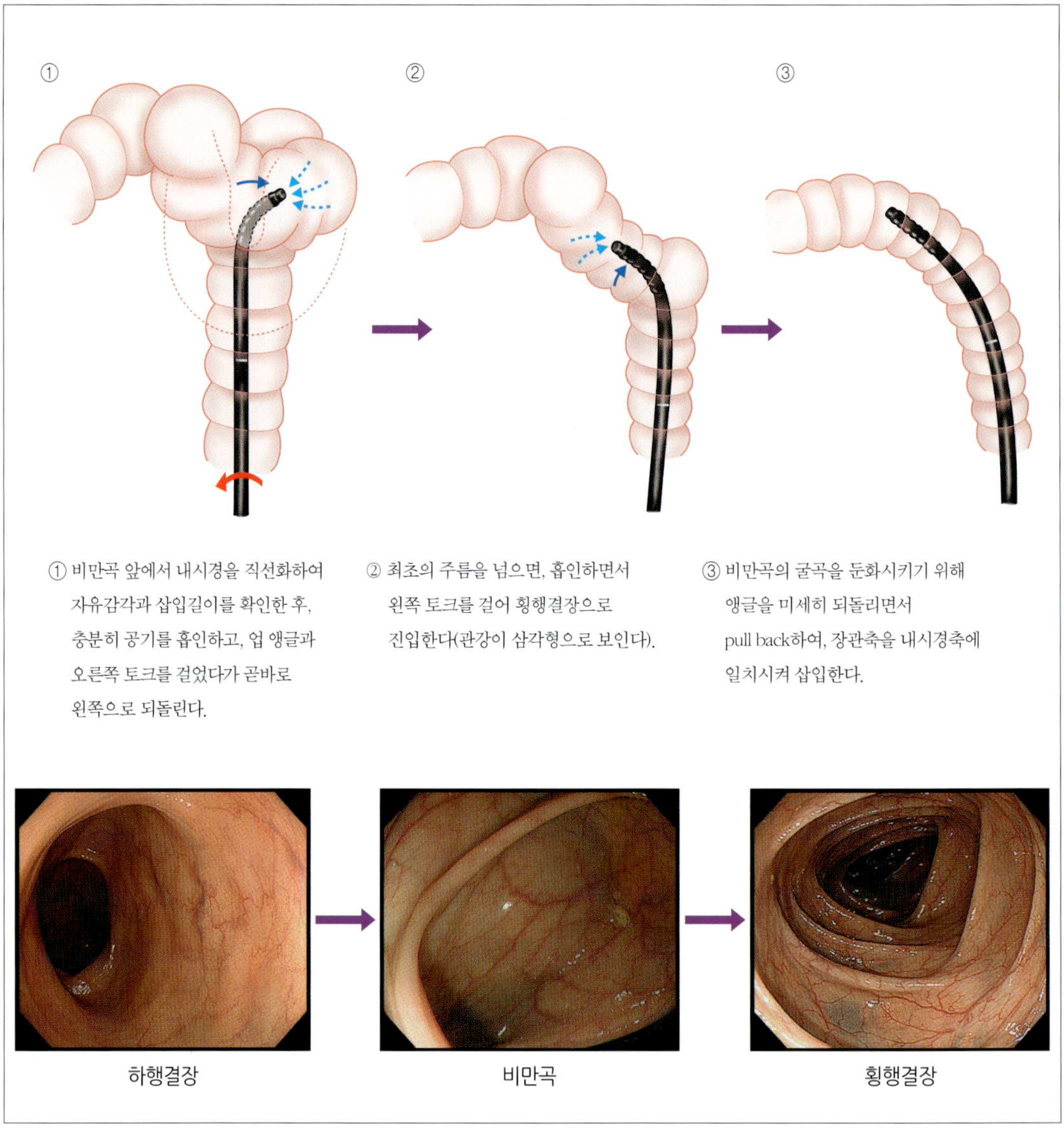


그림 7 비만곡을 넘어가는 방법

## 4. 횡행결장을 넘어가는 방법

횡행결장은 관강이 삼각형 터널로 보인다.

여기서는 횡행결장을 후복막측으로 눌러붙이는 한편, (환자의) 머리쪽(頭側)으로 받쳐 올리듯이 전진한다. 이 때 S상결장을 늘리지 않도록 축을 일치시키고 흡인을 통해 가능한 한 공기량을 줄여서 3S Insertion Technique를 시행하는 것을 잊어서는 안 된다. 이 방향성은 S상결장과는 반대가 된다. 살짝 다운 앵글을 거는 것도 포인트이다.

횡행결장의 중앙부는 강한 굴곡이 져 있지만, 장관축과 내시경축을 일치시켜서 공기량을 줄이면 관강은 대체로 9시에서 11시 방향에 보이게 된다. 그 관강을 확인하면서 왼쪽 토크·업 앵글을 걸어 횡행결장 중앙부를 통과한다. 이어서 흡인을 사용한 상대적삽입과 pull back으로 횡행결장 원위부를 shortening해서 간만곡에 근접한다(그림 8).

횡행결장에서의 삽입은 왼쪽 토크가 중심이지만 역시 3S Insertion Technique를 확실히 실천하는 것이 중요하다. 그 기본조작을 올바르게 하면 비교적 삽입은 용이하다. 삽입이 곤란하다면, 횡행결장 원위부에서는 우측와위로, 근위부에서는 좌측와위로 체위를 변환하며 손을 사용한 압박도 병용한다. 도저히 축유지단축법으로 삽입이 어려운 경우에는 왼쪽 토크를 걸면서 push하게 되지만, 이 때 횡행결장에서 루프가 생기는 경우가 있다. 일단 루프가 생기게 되면 S상결장에 비해 나중에 루프해제하기가 곤란해지므로 주의를 요한다.

COLUMN

### 이런 때는 어떻게 해야 할까? part 3

Q 횡행결장의 관강은 보이지만 내시경을 밀어도 전진하지 못하거나, 아니면 오히려 멀어지는 때에는?

A 아래의 4가지를 시도한다.

1) S상결장에서 늘어짐이나 루프가 생기지 않도록 충분히 pull back해서 장관을 직선 단축화한다.

2) 보조자에게 복부를 압박하게 한다. 이것은 S상결장에서의 휘어짐을 막기 위한 것으로 통상 배꼽부위를 압박한다.

3) 체위를 변환한다. 좌측와위보다는 앙와위에서, 앙와위보다는 우측와위에서 삽입하기 쉽다.

4) 부드러운 내시경은 선단에 힘이 들어가기 어렵다. 이런 상황에서는 경도가변을 경성으로 설정한다.

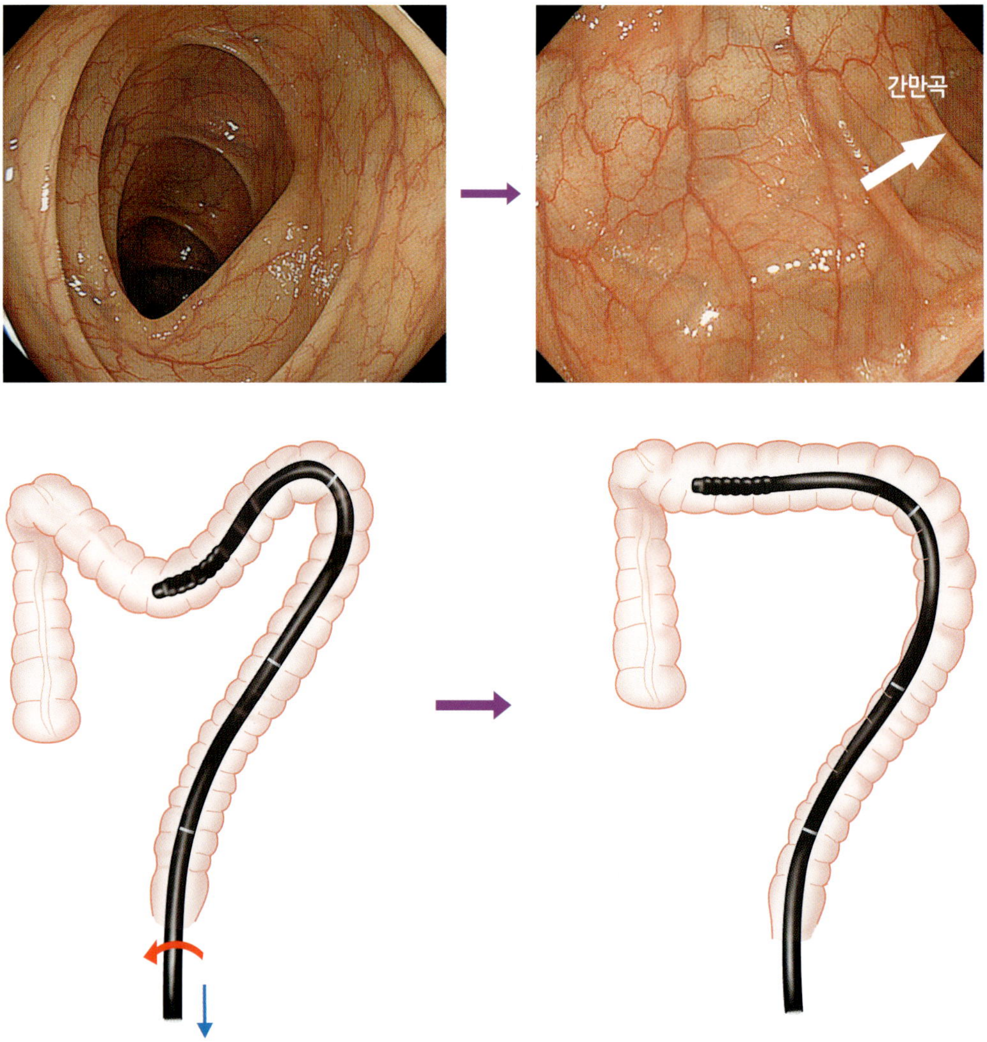


횡행결장 중앙부를 지나 왼쪽 토크를 걸며 흡인 & pull back 하면, 내시경 선단은 환자의 다리쪽에서 머리쪽으로 이동하며, 동시에 후복막측으로 이동한다. 결과적으로 횡행결장은 단축직선화되며 내시경은 횡행결장 중앙부에서 간만곡으로 나아가게 된다.

그림 8 횡행결장을 넘어가는 방법

## 5. 간만곡을 넘어가는 방법

간만곡은 간장이 장관벽을 통해 비쳐보이는, 소위 blue spot으로 확인할 수 있으며 삽입길이는 대략 60cm가 된다(그림 9a).

간만곡에 도달하면 흡인하면서 왼쪽 토크와 pull back을 시행하여 장관을 충분히 shortening 해두는 것이 중요하다. 대부분 straight insertion으로 blue spot의 점막에 닿을 정도로 가까이 가서 오른쪽 토크를 걸며 laterally slide하면 상행결장으로 진입한다(그림 9b).

S상결장이나 횡행결장의 비틀림으로 인해 선단이 나아가지 않는 경우 보조자의 압박이 유용하다(「손을 사용한 압박」 p.62 참조). 통상 배꼽부위를 압박하여 S상결장의 늘어짐을 억제하며, 동시에 단축된 횡행결장이 다시 늘어나지 않도록 한다. 이 때 보조자는 항상 내시경화면을 봐서 관강이 가까워지는 점을 확인하며 압박하는 것이 필요하다(그림 10). 또한 좌측와위로 체위를 바꿔서 간만곡에 모인 공기나 상행결장에 있는 액체를 흡인하면 쉽게 상행결장으로 삽입할 수 있는 경우도 있다. 다만 간만곡에 이르는 과정에서 과도하게 송기하면, 굴곡도 심해지며, 내시경 선단에 유효한 힘이 전해지지 않기 때문에 간만곡 통과에 어려움을 겪는 경우가 있다. 역시 air control은 삽입개시 시점에서부터 중요하다.

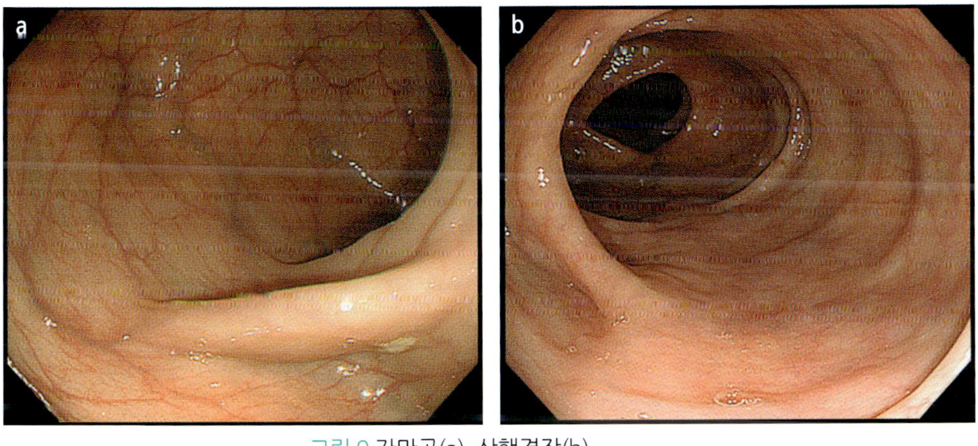

그림 9 간만곡(a), 상행결장(b)

a. 횡행결장을 직선화한다.

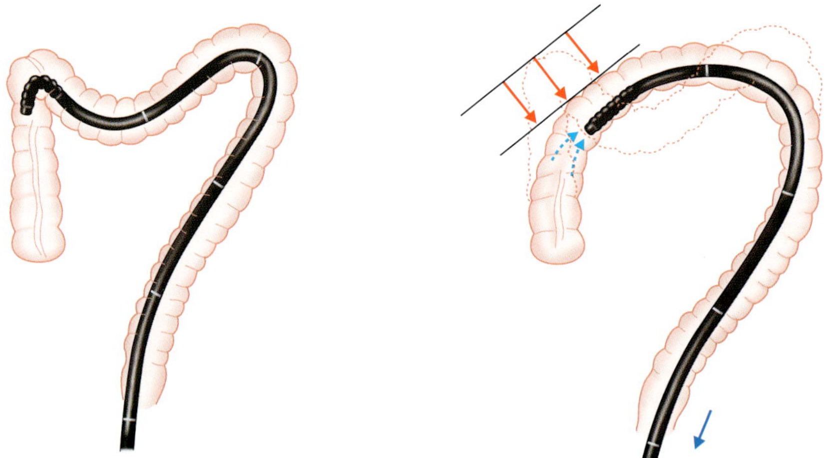

간만곡을 넘어갈 때 중요한 것은 흡인과 pull back이다. 이렇게 하면 횡행결장의 늘어짐이 해소되며 간만곡이 둔각화되어서 내시경 선단에 효과적으로 힘이 전해진다. b의 조작을 통해 쉽게 상행결장에 삽입할 수 있다.

a. 토크와 앵글의 협조조작으로 간만곡을 넘어간다.

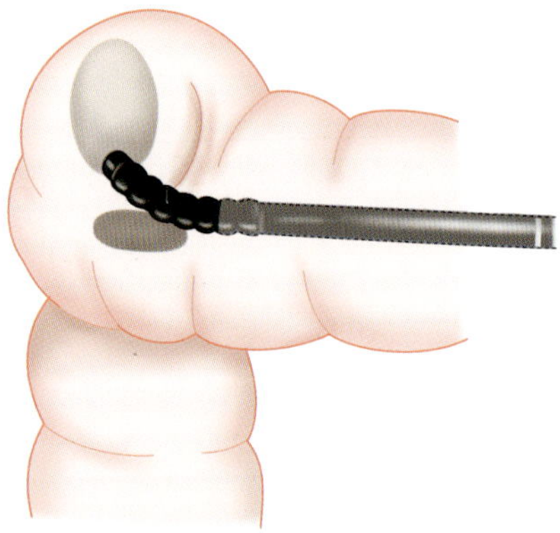

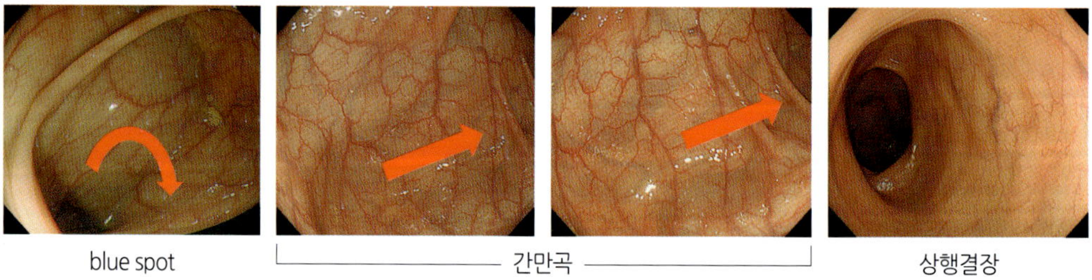


간만곡에서 충분히 흡인한 후, pull back 조작으로 장관을 단축한다. 내시경 선단에 업(up)앵글과 오른쪽 토크를 가하여 상행결장으로 진입한다.

그림 10 간만곡을 넘어가는 방법

## 6. 상행결장에서 맹장

축유지단축법으로 내시경이 충분히 직선화된 경우에는 선단이 상행결장(그림 11a)으로 들어가면 그대로 맹장(그림 11b)에 도달할 수 있는 경우가 많다. 상행결장에 진입 후에도 맹장에 도달하지 못하는 경우에는 루프가 생겨있는지를 다시 한번 확인하고, 루프가 있는 경우에는 즉시 해제할 필요가 있다. 루프가 풀리면 상행결장의 공기를 흡인할 때 맹장이 다가온다. 또한 간만곡 통과 시와 마찬가지로 복부압박을 가하는 것도 유용하다. 좌측와위로 간만곡을 통과한 경우에는 앙와위로 체위만 변경해도 맹장에 도달하는 경우도 있다. 또한 환자에게 심호흡을 시키면, 횡격막이 내시경을 골반방향으로 누르면서 맹장에 도달하는 경우도 있다.

맹장에 도달했는지는 반드시 회맹판막과 충수개구부를 확인해서 판단한다. 우하복부의 가벼운 압박으로 맹장부가 움직이는 것을 장관 내에서 확인하는 방법도 보조적으로 이용하지만, 내시경 선단이 횡행결장에 있는 경우에도 관강이 움직이는 경우가 있으므로 이 방법에만 의지해서는 안 된다. 맹장 삽입을 확인하는 데 있어서는 무엇보다도 특징적인 형태인 회맹판막과 충수개구부를 확인하는 것이 중요하다.

내시경 선단이 맹장에 도달하면 기본적으로 앙와위로 바꾼다. 앙와위로 바꾸면 맹장에 저류되었던 액체가 상행결장으로 이동해서 맹장 전체를 관찰할 수 있게 된다.

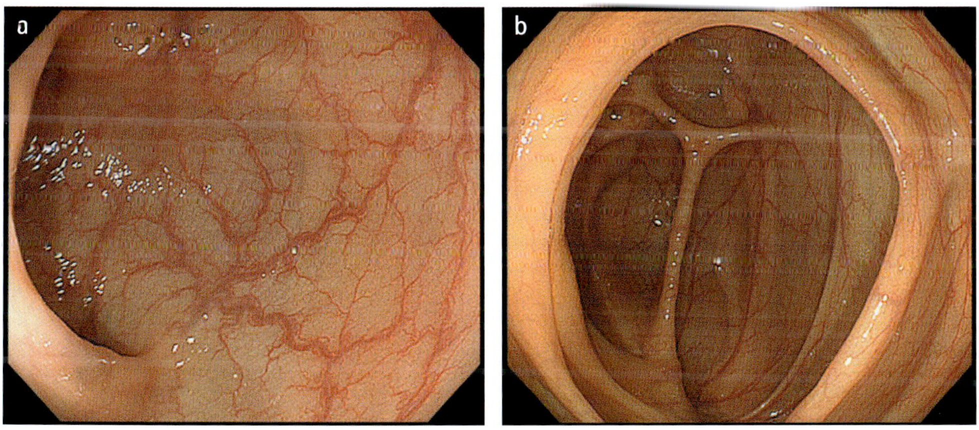


그림 11 상행결장(a), 맹장(b)

## 7. 회맹판막(Ileocecal valve)을 넘어가는 방법

축유지단축법으로 맹장까지 삽입된 경우, 회맹판막(Ileocecal valve, ICV)는 통상 맹장의 9시 방향에서 관찰할 수 있으며 삽입길이는 70cm 정도이다. 회맹판막에 반드시 삽입해야 하는 것은 아니지만, 용이하게 삽입할 수 있는 경우에는 회장말단도 관찰하는 것이 바람직하다. 회맹판막 하순(下脣)을 맹장측에서 따라가듯이 업(up) 앵글을 걸어 회장말단에 삽입한다. 하지만 그렇게 하기 어려운 경우에는 회맹판막의 위치를 정면에서 보고 확인한 후, 공기를 흡인하면서 미리 확인한 방향으로 천천히 앵글을 걸어 회장말단에 삽입한다(그림 12).

## 8. 인공항문을 통한 삽입, 관찰

인공항문은 하부직장암 수술이나, 대장폐색으로 인한 긴급감압 시행 목적으로 조성되는 것이 대부분이며, 주로 좌측복부에 조성된다. 최근 직장암 수술 후 추적검사를 시행할 기회가 증가하고 있어서, 수술 후 재발이나 이시성 대장암 발생 여부 검사에 있어 인공항문을 통한 삽입은 중요한 수기가 되었다. 통상 인공항문은 후복막을 측방으로 따라가듯이 조성되어 있다는 것을 이해하고, 인공항문에서의 삽입을 개시한다.

기본적으로 인공항문을 통한 삽입은 앙와위로 시행한다. 우선 파우치(장루 주머니)를 제거하고 장액으로 환자의 복부가 더러워지지 않도록 거즈 등으로 인공항문 주위를 보호한다. 이어서 수지검사(digital exam)를 시행하여 인공항문의 협착 유무와 관강방향을 확인한다. 때로 유착 등으로 관강이 좌측복부를 향하지 않는 경우도 있어 주의가 필요하다. 인공항문에 협착이 있어 통증을 호소하는 경우에는 그 협착에 맞춰서 세경 내시경을 선택한다. 미리 확인된 방향으로 삽입하며, 그 때 검사대의 높이는 통상의 검사 시보다 낮게 해두는 편이 삽입이 쉽다.

통상의 삽입에서는 항문을 통과하면 내시경이 안정되기 때문에 내시경을 항문에서 다소 멀리 쥐고 삽입하지만, 인공항문의 경우에는 내시경이 복벽을 넘어서지 않으면 안정되지 않기 때문에 처음에는 다소 짧게 잡고서 관강을 확인하며 천천히 삽입해 들어간다. 무턱대고 push하지 말고 조금씩 송기하면서 신중히 삽입한다. 10cm 정도 삽입하면 복벽을 넘어서 복강내로 들어가므로 내시경이 안정되고 시야도 확보된다. 그 지점에서 흡인을 하고, 내시경을 좀 더 여유있게 다시 쥐고서 삽입을 계속한다. 이 시점에서 인공항문과 하행결장의 고정부 사이에 장관축이 안정되므로, 이후의 삽입은 전술한 횡행결장에서부터의 삽입과 다를 바 없이 맹장에 도달할 수 있다. 가벼운 유착이라면 그리 고생하는 일은 없지만, 종종 유착으로 장관이 심하게 굴곡진 경우가 있으므로 3S Insertion Technique로 주의 깊게 삽입하는 것이 필요하다.

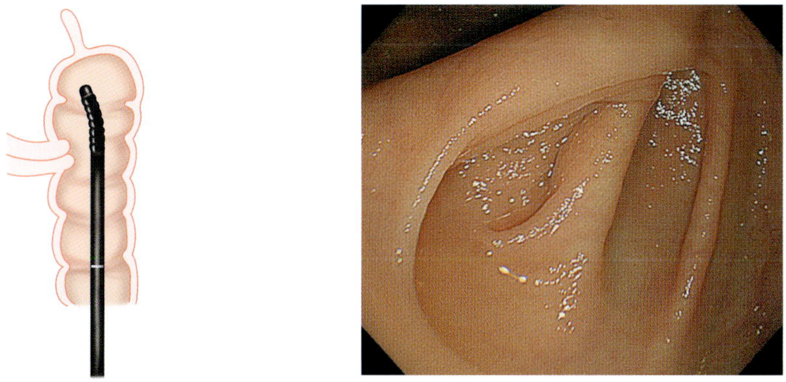

① **충수개구부** 회맹판막을 확인한다.

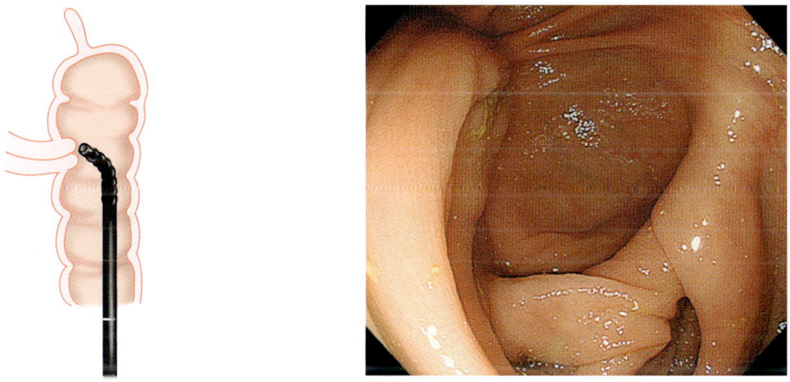

② 확인한 후에는 다소 업 앵글을 걸어 내시경을 살짝 당긴다.

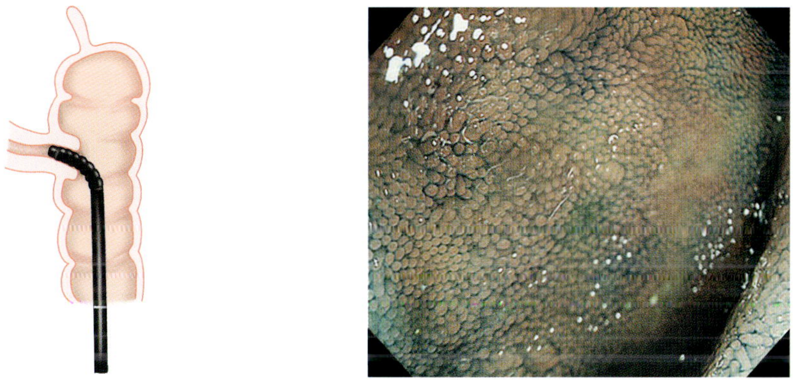

③ 내시경 선단이 회맹판막 개구부에 수직으로 진입할 수 있게 왼쪽 토크를 건다. 살짝 내시경을 당겨내며 앵글을 되돌린다. 회장점막을 확인하면서 내시경을 밀어서 회장말단으로 들어간다.

그림 12 회맹판막(ICV)을 넘어가는 방법

관찰에 있어서는 통상의 검사와 똑같지만, 인공항문의 근방까지 내시경이 나오게 되면 공기가 머무르지 못해서 시야확보가 어렵고 내시경도 빠지기 쉽다. 이 시점에서는 송기를 여유있게 하며 내시경을 다시 짧게 쥐고 천천히 빼내면서 관찰한다.

## 9. 레벨에 따른 주의점

### A. 초보자를 위한 대장내시경검사-초보자가 주의할 점

언제 어떤 때라도 내시경을 생각대로 콘트롤할 수 있도록 내시경 조작에 익숙해지는 것이 중요하다. 이것은 상부소화관내시경과 마찬가지지만, 대장내시경의 경우에는 오른손은 내시경에서 떼지 않고, 왼손만으로 자유자재로 상하·좌우 앵글을 조작할 수 있도록 하는 것이 대단히 중요하다. 장을 늘리지 않고, 확실히 3S Insertion Technique를 시행하기 위해서는 토크를 걸면서 좌우 앵글조작을 해야만 하는 경우도 있다. 초보자에서는 상부소화관내시경을 시행할 기회가 더 많을 것이므로, 그 때 왼손으로 좌우 앵글을 조작할 수 있도록 연습해두면 좋다.

또한 경도가변 내시경에서는 경성으로 설정하면 축 유지는 쉽지만, 약간의 push에도 통증을 유발하기 쉽다. 연성으로 설정하면 힘의 loss가 증가하여 축유지는 어려워지지만, 환자에 주는 부담은 적어진다. 일반적으로 3S Insertion Technique에 숙련되면 연성 내시경으로도 축을 유지하면서 삽입할 수 있게 된다. 초급자는 다소 경성으로 설정해 삽입을 시행하고 경험증례가 늘어나면 서서히 경도를 낮춰갈 것을 권한다.

이하에 초급자가 주의해야 할 사항을 열거한다.

#### 1) 체위변환

S상결장과 횡행결장은 고정되어 있지 않으므로 중력의 영향을 받는다. 삽입개시 시의 체위는 좌측와위로 한다. 대부분의 증례에서는 좌측와위인 채로 맹장까지 삽입 가능하지만, 체위변환이 필요한 증례도 있다. 예를 들어 RS에서 S상결장으로의 삽입 시, 좌측와위인 채로는 굴곡이 심해서 내시경 조작만으로는 결과적으로 장을 늘리게 되는 경우가 있다. 이런 경우에는 S상결장으로 진입하고서 앙와위 · 우측와위로 체위를 변환하면, 굴곡이 줄어들어 3S Insetion Technique를 전개하기 쉬워진다. 체위변환에는 시간을 요하지만「급할수록 돌아가라」는 말이 있듯이, 체위변환으로 조건을 정비하고서 삽입하는 편이 결과적으로 더 부드럽게 삽입할 수 있게 되는 경우도 있다. 3S Insertion Technique에 익숙하지 않은 초보자는 장관자체의 무게나 공기의 이동도 고려해서, 가장 주름을 클리어하기 쉬운 체위를 찾아「신중하게」 삽입하도록 주의한다. 체위변환을 시행하는 경우의 대표적인 삽입부위는 다음과 같다.

· RS에서 S상결장 : 앙와위, 우측와위
· 비만곡~횡행결장 원위부 : 우측와위
· 횡행결장중앙~간만곡 : 앙와위, 좌측와위

### 2) 손을 사용한 압박

3S Insertion Technique로 축이 확실하게 유지된 경우에는 장을 과신전시키지 않고 내시경을 전진시킬 수 있다. 그러나 축유지가 아무래도 어려운 때나 장관이 대단히 늘어나기 쉬운 경우에는 보조자에 의한 복부압박을 적절히 이용하면 효과적으로 축을 유지할 수 있는 경우가 많다. 압박이 필요한 상황으로는 아래에 열거한 경우를 들 수 있다.

· S상결장이 과신전되는 경우
· SD굴곡부의 굴곡이 강한 경우
· 비만곡을 넘을 때 S상결장이 과신전되는 경우
· 횡행결장 중앙부를 통과할 때
· 간만곡을 넘을 때 횡행결장이 과신전되는 경우

초급자에서 복부압박은 기본적으로 장의 과신전을 막기 위해 사용한다고 생각하면 좋다. 또한 체위변환도 동시에 시행함으로써 더욱 효과적인 경우도 있다.

### 3) Air control

「공기를 제어하면 대장을 제어한다」는 말 그대로 대장내시경검사 전과정에서 송기를 지나치게 하지 않도록 주의하는 것은 대단히 중요하다. 삽입 시에는 송기의 설정을 반드시「약(弱)」으로 해둔다. 흡수가 빠른 $CO_2$ 송기를 사용하는 것도 유용하다.

과잉한 송기는 환자에게 고통을 줄 뿐만 아니라, 확장이나 신전으로 인해 장관의 굴곡이 심해져 삽입의 난이도를 증가시킨다. 관강방향을 예측할 수 있는 최소한도의 송기가 바람직하다. 또한 액체나 공기의 흡인은 3S Insertion Technique에 필수적이지만, 화면의 5시 방향에 흡인구가 위치한다는 사실에 주의하여 점막 흡인은 피해야 한다.

### 4) 토크와 앵글의 협조조작

3S Insertion Technique를 시행하기 위해서는 오른손을 사용한 토크 조작과 내시경의 전후진, 왼손을 사용한 상하·좌우 앵글조작의 협조가 중요하다. 이는 자동차 운전처럼 조건반사적으로 자유자재로 조작할 수 있어야 한다.

앵글은 고정장치를 사용하지 않고 손가락으로 확실히 고정한다. 상하앵글은 움직이지 않고, 좌우앵글만을 조작하는 경우도 종종 있다. 앵글을 락(lock)해버리면 모르는 사이에 장관에 힘이 가해지기 때문에 때로는 천공으로 이어질 수 있어서 주의를 요한다.

또한 굴곡부에서 앵글을 과도하게 걸면 내시경축이 크게 벗어나버려서 다음 굴곡을 더 심하게 만든다. 모르는 사이에 앵글 조작을 많이 사용하는 나쁜 버릇이 들어버린 내시경의도 많다고 생각된다. Laterally slide할 때는 다소 앵글조작이 필요하지만 어디까지나 straight insertion이 기본이며, 초급자는 앵글조작을 지나치게 사용하는 버릇을 들이지 않도록 해야 한다. 따라서 굴곡부를 넘어서 shortening할 때는 즉시 앵글을 원래대로 되돌리면서 pull back하여 이상적 장관축과 내시경 축을 일치시킨다. 토크나 앵글은 자동차의 핸들과 마찬가지로 지나치게 걸어서는 안되며, 한번 걸었다면 즉시 원래대로 되돌리는 것이 중요하다.

### 5) Pull back

주로 push로 삽입하는 상부소화관내시경과는 달리, 대장내시경에서는 pull back조작이 중요하다. 초급자는 이 개념을 명심해야 한다. 정확히는 토크를 걸면서 pull back함으로써 장관을 shortening 하는 것이다. 실제로 UPD 시스템을 통해 관찰하면 토크와 앵글의 협조조작으로 내시경이 빠지지 않도록 내시경을 시술자 쪽으로 조금씩 pull back함으로써 경미한 비틀림을 해소하면서 삽입하는 방법에 대해 잘 이해할 수 있다.

늘어지기 쉬운 장관에서는 push 조작만으로는 쉽게 루프가 생겨버려 축을 유지하기가 곤란하게 된다. 한번은 UPD 시스템을 체험할 것을 권한다. 자신은 전혀 push하고 있지 않다고 생각하는데도, 장관이 늘어나며 루프가 생기는 경우도 적지 않다. 또한 초급자는 내시경을 push할 때 장관에서 전해지는 저항의 강도를 정확히 판단하기가 어렵다. 깊이 삽입하는 데만 몰두해서 부주의하게 push하면 환자에게 고통을 줄 뿐만 아니라, 점막손상이나 천공을 일으킬 위험이 있다. 특히 굵은 경성 내시경을 사용할 때에는 주의를 요한다. 초급자는 최대한 장관을 늘리지 않도록 의식하며 항상 pull back하는 것을 잊지 않는 것이 중요하다.

### 6) 삽입길이와 위치확인

필요 이상의 push를 회피하는 방법으로는, 예를 들어, '30cm로 넘어야 할 SD굴곡부이니까 50cm이상은 삽입하지 않는다'라는 critical length(절대삽입길이)를 미리 정해두는 것도 중요하다. 이렇게 하면 복잡한 루프의 형성이나 장관천공을 사전에 피할 수 있을 가능성이 높다. 특히 초보자에서는 일단 생겨버린 루프의 해제가 어려우므로 삽입길이를 자주 확인할 필요가 있다.

또한 일반적으로 초급자에서는 관강의 형태를 통해 내시경 선단의 위치를 추정하기가 어렵다. 따라서 내시경 선단의 위치를 파악하기 위해서 각 부위에 해당하는 삽입길이를 알아두는 것이 유용하다. 대략적인 삽입길이는 다음과 같다.

· RS : 10~15 cm
· SD 굴곡부 : 30 cm
· 비만곡 : 40 cm
·간만곡 : 60 cm

다만 하행결장이 후복막에 단단히 고정되어 있지 않은 경우에는 shortening하면 간만곡까지의 삽입길이가 40cm밖에 되지 않는 경우도 있으므로 주의가 필요하다.

COLUMN

### 지나친 송기는 시술자의 목을 조른다

장관의 굴곡이 심해서 삽입이 어려울 때, 관강을 파악하기 위해 자꾸자꾸 송기를 늘리다가는 결과적으로 이후 삽입할 심부 장관의 굴곡이나 꼬임을 점점 증강시키게 된다. 지나친 송기는 고무풍선을 부풀려서 비트는 셈이어서, 결국 그 상태를 만든 시술자의 목까지 조이게 되고 만다. 지리하게 계속 송기하는 것도 금기이며, 어려운 상태에서는 약간 후퇴해서 흡인을 많이 하고 새로 삽입하거나, 압박이나 체위변환을 사용하는 것이 좋다.

COLUMN

### 릴리프(relief)의 마음가짐

야구경기 중에 투수가 얻어맞고 노아웃 만루의 핀치로 내몰렸다. 구원투수(relief pitcher)가 나온 차례다. 구원투수는 자신이 처한 상황에서 자신이 정한 승부구를 최대한 활용해 활로를 열어주지 않으면 안 된다. 대장내시경검사에 있어서 상급자의 역할에도 같은 점이 있다. 삽입이 잘 되지 않는 초급자 대신에 어려워진 장관에 삽입하지 않으면 안 된다. 그러나 교대한 경우의 삽입은 어렵다. 릴리프의 문제점은 ①장관은 spastic하며, 장관 내에는 꽤나 송기가 되어 있어서 굴곡점이 많아져 있다는 점, ②어느 정도 시간이 지나서 환자는 이미 통증을 호소하고 과민해져 있다는 점, ③시술자가 교대하는 것에 대해서 환자가 불안하게 느끼는 경우가 있다는 점 등이다.

Spastic한 장관에 대해서는 진경제를 추가하는 것으로 어느 정도 해결할 수 있다. 송기된 공기에 대해서는 흡인을 많이 하며 삽입해야 하겠지만, 패턴 C와 마찬가지로 한 가지 체위로는 충분히 흡인되지 않기 때문에 체위변환을 하며 흡인하는 것이 필요한 경우도 있다. 과민 또는 불안해진 환자에게는 진정제나 진통제를 사용한다. 또 불안을 해소하기 위해 이야기를 걸어주는 것도 중요하다.

릴리프는 우선 자신의 링에서 시행하는 것(자리만들기)이 중요하다. 재빨리 자리만들기를 했으면, 허둥대지 말고 3S Insertion Technique를 침착하게 시행하는 것이 중요하다.

### 7) 상급자와의 교대시기

환자가 심한 통증을 호소하는 때는 물론이고, 시술자가 삽입곤란을 느끼면 속히 교대하여 상급자의 적절한 처리 방법을 견학해야 한다. 특히 내시경에 강한 저항이 느껴질 때나, push해도 관강이 멀어지거나(paradoxical movement), 전진도 후퇴도 되지 않을 때, 내시경을 pull back해서 다시 축을 유지하려고 해도 자유감각을 되찾을 수 없는 때는 축이 어긋나 루프가 생겼다고 생각할 수 있다. 3S Insertion Technique로 축을 유지하는 것이 스스로 무리라고 생각하면 즉시 교대하는 용기가 필요하다. 교대하고 상급자의 삽입을 견학하는 것이 실력향상의 지름길이다. 또한 삽입시간이 15분을 넘는 경우도 상급자의 판단에 따라 교대해야 한다.

## B. 중급자를 위한 대장내시경검사-중급자가 빠지기 쉬운 함정

일인법 대장내시경삽입 기술을 어느 정도(300례 이상의 경험이 있고, 90%이상 맹장도달율을 달성할 수 있는 정도) 마스터한 단계에서 어떤 벽에 부딪히는가. 여기서 그 해결법까지 설명한다.

### 1) 축유지단축법을 확실하게 마스터

비교적 간단한 증례에서는 total colonoscopy가 가능해져서 자신이 붙으면, 삽입시간을 단축시키려 의식하게 된다. 이 때 빠지기 쉬운 함정은 굴곡이 심하거나 관강이 파이프 모양으로 보이게 되면 이내 초심을 잃고 push해서 루프를 만들어 버리는 것이다. 그래서 환자에게 고통을 주며 루프 해제에 불필요한 시간을 낭비하게 되고 결과적으로 삽입시간도 길어진다. 패턴B의 장관에서는 중간중간 오른쪽 토크를 걸면서 pull back해서 S-Top을 골반방향으로 당겨내리고, 내시경축을 이상적 장관축에 맞춰 궤도수정하지 않으면 안 되는데, 관강이 왼쪽으로 전개되는 상태에서 계속 내시경을 밀어넣다 보면 궤도수정할 타이밍을 놓치고 만다. 결과적으로 루프가 생겨서, 역시나 루프 해제에 시간을 소비하게 되어 삽입시간이 늘어나고 환자에게 고통을 주게 된다. 삽입시간을 짧게 하려 의식하지 말고, 시간이 걸려도 상관 없다는 생각으로 RS에서부터 3S Insertion Technique를 실천하는 것이 중요하다. 또한 필요에 따라 손을 사용한 압박 등으로 적절한 자리만들기를 시행하고 축유지단축법의 기본조작을 충실히 반복하는 것이 가장 지름길이다.

### 2) 부위의 오인을 피한다

단순한 주행을 보이는 장관에서는 삽입부위(내시경 선단의 위치)를 오인(誤認)하는 일은 거의 없을 것이다. 그러나 난이도가 높은 장관의 경우, 하행결장에 도달했다고 생각해도 실제로는 아직 S상결장에 있는 경우를 적지 않게 경험했을 것이다. 일단 삽입부위를 오인하면 내시경을 push해서 하행결장으로 전진하려고 하기 때문에 그 시점에서 이미 S상결장에 부자연스러운 루프를 만들기 시작하는 셈이 된다. 그 결과 루프 해제에 시간이 들고 환자에게 고통을 주고 만다. 결국에는 중단하는 것도 여의치 않는다. 굴곡부의 주름을 몇 번이나 넘어서 이제 겨우 SD 굴곡부를 넘었다고 생각해도 아직 S상결장인 경우는 오른손에 전해지는 내시경의 감각이나 관강의 모양 등에서 삽입이 원활히 진행되지 않는다는 것을 느끼게 될 것이다. 고생해서 들어왔기 때문에 하행결장에 도달하고 싶다는 마음이 드는 것은 잘 이해하지만, 고생스럽게 들어온 것이야말로 진짜 하행결장에 도달한 것인지를 확인해야 할 이유가 된다. 축유지단축법으로 하행결장에 도달했을 때의 삽입길이는 30cm 전후로 오른손에는 자유감각을 느낄 수 있다. 그리고 좌상복부(비만곡) 근처를 가볍게 누르면 다이렉트하게 힘이 전해지며, 그 때 보이는 관강이 하행결장이라는 것을 용이하게 인식할 수 있다. 또한 삽입길이나 자유감각만이 아니라 고여 있는 액체나 주름의 형상 등 부위별 관강의 특징을 잘 파악해 삽입부위의 오인을 피하는 것이 중요하다.

### 3) 관강의 주행을 알 수 없는 경우의 주의점

패턴C와 같이 복잡한 주행의 S상결장에서 지나친 송기로 관강이 파이프 모양으로 보이는 상황에서 자꾸자꾸 내시경을 push하면, 그 이상의 삽입은 점점 더 곤란해진다. 3S Insertion Technique를 시행하기 위해서는, 좀 적은 듯하게 air control을 하면서 주름을 넘어서는 즉시 shortening하는 작업을 반복하는 것이 중요하다. 또한 굴곡부가 너무 가까이 있어 관강의 선개방향을 놓칠 것만 같은 상황이지만, 시야를 확보하기 위해 내시경을 당겨내면 쉽게 빠지는 경우에는 공기가 적은 가운데서도 빛과 그림자의 미묘한 변화로부터 굴곡부 주름의 방향을 읽어내 laterally slide할 필요가 있다.

끊임없이 축을 유지하려고 노력하면서 패턴B나 C를 얼마나 확실하게 삽입하는지가 축유지단축법의 진수이다. air control이나 체위변환·손을 사용한 압박을 적절히 사용해 3S Insertion Technique로 최대한 신중하게 시행하는 것이 중요하다. 더욱 상급자가 되면 리듬이나 스피드에서 일련의 흐름이 art의 영역에 달하는「아름다운 내시경삽입」으로 이어진다.

COLUMN

**콜론모형에 대해서 - 북부병원의 풍물시(風物詩)**

우리 시설에는 매년 많은 신규 입국자가 들어온다. 모두가 대장내시경에 높은 의욕(motivation)을 품고 있다. 입국 시즌이면 항상 볼 수 있는 것이, 저녁부터 심야까지 이어지는 초학자들의 모형대장을 이용하는 연습풍경이다. 연습을 시작하면 어느 샌가 뒤에서 상급의들이 그 풍경을 넘어보다가 삽입법 지도를 시작한다. 기본동작의 습득은 물론이고, 실제 환자들 앞에서는 하지 못했던 미묘한 구두지도를 받을 수 있다는 점은 모형대장의 큰 이점이다.

더욱이 상급자가 두세 명 모이면 독자의 삽입론이 서로 부딪쳐, 연습생을 제쳐놓고 논의가 뜨거워진다. 이런 환경이 연습생 뿐만 아니라 상급의의 레벨도 올리고 있다. 현재상태에 만족하지 않고 서로 경쟁하여 모두가 성장해 가는 것, 그리고 무엇보다 잘하고 싶다는 향상심이 더 높은 기술의 습득으로 이어지는 것이리라.

## 10. 극세경내시경 삽입법

유착이 심한 증례나 체격이 왜소한 고령자에서 삽입이 곤란한 경우, 통상의 내시경으로 삽입하는 것이 곤란한 경우에도 가늘고 부드러운 내시경을 사용하면 간단히 삽입할 수 있는 경우가 있다. 세경내시경(細徑內視鏡) PCF로 변경해도 강한 저항감이나 굴곡이 손끝에 느껴지는 때는 극세경(極細徑)내시경 PQ(PCF-PQ260L/I)로 바꿔 삽입을 시행한다. 그리고 여러 차례의 수술력이 있어 고도의 유착이 예상되는 경우나, 이전 검사에서 통증이 심했던 증례에는 처음부터 PQ를 사용한다. 참고로 전주성(全周性) 협착의 진행암에서도 직경이 가는 PQ로는 협착을 통과할 수 있는 경우가 많다. PQ가 라인업에 추가된 현재, 내시경의 선택이 중요하게 되었다.

### A. 특징

PQ(PCF-PQ260)의 특징은 외직경 9.2mm로 극세경이면서도 내시경의 조작성을 충분히 확보할 수 있는 점에 있다. 이전부터 세경내시경은 존재했지만 내시경의 지지력이 너무 약해서 심부삽입이 곤란하거나, 굴곡부에서 지팡이 현상을 일으키며 선단에 힘이 전해지지 않아서 삽입을 단념할 수밖에 없기도 했다. PQ에서는 고전달삽입부와 수동만곡기능 채용으로 부드러운 내시경이면서도 지지력이 확보되어 충분한 힘이 선단에 전해진다. 또한 지팡이 현상을 일으키지 않고 완만한 루프를 형성하여 부드럽게 삽입할 수 있도록 설계되어 있다(p.43 참조).

### B. 삽입

PQ는 늘어지며 휘어지거나, 루프를 형성하기 쉽기 때문에 축유지단축법을 더욱 의식해서 불필요한 송기를 최대한 억제하고 push하지 않는 것을 전제로 한다. 또한 환자는 필연적으로 삽입곤란례라는 점을 염두에 두고 신중하게 삽입한다. 그렇지만 어떻게 해도 축유지단축법이 불가능한 경우에는 루프를 형성해 삽입하는 경우도 있다.

#### 1) 직장에서 하행결장까지

중(中) Houston 밸브를 넘어서면 왼쪽 토크로 선회하고, 최소한의 송기로 흡인을 시행하며 RS를 넘어서면 이번에는 오른쪽으로 되돌린다. 이 때 내시경의 삽입길이는 10cm 정도에 머무른다. 3S Insertion Technique를 시행하기 위해서는 S상결장에 들어가도 직장이 늘어나지 않도록 하는 것이 중요하다. S상결장에서는 관강을 3시 방향으로 가져와서 laterally slide를 반복한다. S-Top을 횡격막방향으로 밀어올리지 않도록, 골반방향으로 당겨내리도록 항상 노력해야 한다. 관강을 가능한 한 오른쪽으로 가져와야 하지만 유착이 있으면 이렇게 하기 곤란한 경우도 있다.

그 때는 최대한 빨리 어딘가에서 관강을 오른쪽으로 가져올 것을 염두에 둔다. PQ를 사용한 삽입에서도 우선은 패턴A로 삽입하는 것을 목표로 해야 한다. 패턴A 삽입이 곤란하다고 판단한 시점에 S-Top에서 SD 굴곡부까지 가볍게 push함으로써 내시경을 전진시킨다. 통상의 내시경에서는 S상결장의 루프를 SD굴곡부를 넘어가기 전에 해제하는 편이 환자의 통증이 적지만, PQ는 그 특성상 장관을 직선적으로 유지하는 힘이 약하기 때문에 push 삽입을 선택한 시점에 SD 굴곡부를 다소 늘여가며 통과하는 경우도 있다.

## 2) 하행결장에서 비만곡으로

SD굴곡부를 넘어섰을 때 루프가 형성되어 있지 않다면 비만곡까지의 삽입은 용이하다. S상결장에 루프를 만든 경우에는 내시경을 하행결장 또는 비만곡에 삽입해서 루프를 해제한다. 통상적으로는 오른쪽 토크를 걸면서 내시경을 pull back하면 선단위치는 그대로 변하지 않으면서 루프를 해제할 수 있지만, PQ에서의 루프는 상당히 복합루프인 경우가 있기 때문에 일단 왼쪽 토크로 pull back하고서 오른쪽 토크를 걸 필요가 있는 경우도 있다. 어떤 식으로 하던지 화면을 보면서 내시경 선단이 빠지지 않는 방향으로 토크를 걸어 신중히 루프를 해제한다.

COLUMN

### 이런 때는 어떻게 해야 할까? part 4

**Q** 유착이 심해서 환자가 아파할 때는?

**A** 주로 복부수술의 과거력으로 인해 유착이 심한 증례를 만나는 경우가 있다. 유착이 심할 때는 삽입에 따른 통증을 호소하는 경우가 많다. 가능한 한 장관을 늘리지 않도록 단축해서 심부까지 삽입할 수 있으면 좋지만 유착이 있어서 단축이 쉽게 되지 않는 경우도 있다. 특히 S상결장에 유착되어 있는 증례(부인과 수술 후, 충수염 수술 후, 게실염후)에서는 완전히 단축해서 하행결장에 이르는 것이 곤란한 예가 적지 않다. 통증을 호소하는 경우에는, 일단 그 자리에서 공기를 흡인하고 내시경의 비틀림을 제거하기 위해 pull back을 시행한다. 유착이 있는 경우에는 그대로 하행결장까지 선단을 슬라이드시키는 것은 어려우므로 약간의 push 조작이 필요하게 된다. 그렇게 해서 통증이 유발될 아슬아슬한 시점까지 push 조작을 시행하고서 pull back을 한다. 이 동작을 반복함으로써 SDJ에 도달할 수 있는 경우가 있다. 그러나 최소한의 push 조작에도 통증이 너무 심한 경우에는 더욱 가는 세경(細徑) 내시경으로 변경하거나 진정제, 진통제를 사용함으로써 심부삽입이 가능해지는 경우도 있다. 그렇지만 너무나 통증이 심하다면 합병증을 막기 위해서라도「용기있는 후퇴」라는 선택지가 있음을 잊지 말기 바란다.

### 3) 비만곡에서 횡행결장으로

비만곡에서 횡행결장으로 전진하는 때는 S상결장에서 다시 루프가 형성되지 않도록 주의한다. 오른쪽 토크를 가볍게 걸면서 천천히 전진하면 대부분의 경우에 문제없이 비만곡을 통과할 수 있다. 다시 루프가 생기는 경우에는 적절한 복부압박으로 재(再)루프형성을 방지한다. 그러나 복부압박이 효과가 없더라도 PQ라면 S상결장의 루프를 남긴 채 심부삽입이 가능한 경우도 있지만 바람직하지는 않다. 어디까지나 축을 최대한 유지하면서 내시경을 전진시키는 것이 중요한다.

### 4) 횡행결장에서 회맹부로

횡행결장에서도 S상결장과 마찬가지로 흡인을 위주로 하여 단축하는 것에 유의한다. S상결장과는 반대로 관강을 9시 방향으로 가져와서 3S Insertion Technique를 시행한다. 또한 S상결장 삽입과는 달리 항상 왼쪽 토크를 걸어서 횡행결장을 횡격막 쪽으로 들어올리듯이 해서 내시경의 일직선화를 노린다.

그러나 횡행결장에서 간만곡으로 삽입할 때는 선단경성부가 짧은 점과 수동만곡부의 특성으로 인해, 통상의 내시경보다도 조작성이 떨어진다. 횡행결장 중앙부까지를 왼쪽 토크로 shortening하고 흡인을 사용한 상대적 삽입을 병용해서 간만곡까지 도달하면, 그대로 오른쪽 토크를 걸어서 상행결장에 떨어져 들어가는 통상적인 삽입법이 곤란한 경우가 많다. 부드러운 내시경이기 때문에 S상결장이나 유착이 있는 부위에서 늘어짐이 생기기 쉬운데 복부압박 등을 적절히 시행하고 자리만들기를 통해 간만곡을 넘을 수 있도록 유의해야 한다. 다만 간만곡을 push로 통과해도 통증이 그다지 없는 경우도 많아서 push로 회맹부까지 도달할 수 있는 경우도 있다. 심지어 S상결장과 행행결장에 2개의 루프를 남긴 채로 회맹부에 도달하는 경우도 있지만, 각 부위에 도달하기 전에 루프를 해제하고서 내시경을 전진시킬 수 있도록 노력해야 한다는 것은 말할 필요도 없다.

### 5) 전처치 시의 주의점과 극세경내시경의 의의

이 PQ에는 2.8mm의 겸자 채널이 있으므로 통상의 생검겸자나 처치기구는 문제없이 사용할 수 있다. 반전조작도 쉬워서 주름에 숨겨진 병변에 대한 관찰, 처치에도 위력을 발휘한다. 다만 처치기구 삽입 시에는 흡인이 거의 되지 않으므로 처치기구 삽입 전에 잔류 액체와 air를 충분히 흡인해 둘 필요가 있다. 또한 처치기구 삽입 후의 조작은 송기만으로 시행하게 되는 셈이므로 큰 병변에 대한 EMR이나 ESD는 하지 않는 편이 무난하다.

확대·경도가변 · UPD 등의 부가기능이 없는 Q화질이므로, 대학병원이나 전문병원에서의 정밀조사에는 불충분한 점도 있어서 삽입곤란시의 백업 내시경으로 자리매김할 것으로 생각된다. 반대로 통증이 적기 때문에 sedation에 관련된 리스크를 낮출 수 있으며, 다양한 병변을 스크리닝하는 중소병원이나 클리닉에서는 스크리닝 검사용 메인 스코프가 될 가능성도 있다.

COLUMN

**Push를 하는 방법이란?**

흔히들 말하는 "push"를 하는 방법이라는 것은 어디까지나 내시경을 눌러 넣으며 삽입하는 것이다. 축유지단축이 가능하던지, 그렇지 않던지 상관없이 push로 들어가는 유파(流派)가 있다. 고도의 기술이 필요하지 않은 쉬운 삽입법이긴 하지만 한편으로 환자의 고통을 극대화하며 천공의 위험성을 동반한다.

우리는 고통의 경감이나 안전성을 중시하여 축유지단축법으로 삽입하고 있다. 그러나 많은 예의 대장내시경을 경험해보면 축유지단축이 불가능한 증례에 맞닥뜨리게 되는 때도 있다. 고정되어 있지 않은, 소위 "사유장관"에서는 대장의 주름을 잘 가늠해서 굴곡을 둔삭화하며 심부삽입해 가는 것이 우리의 삽입법이지만, 단축이 불가능한 장도 존재한다. 장관유착례나 대장이 지나치게 긴 경우 등이다. 유착이 심한 부위나 굴곡이 강한 부분만 선별적으로 천천히 내시경을 전진시키고, 직선화가능한 부분까지 가면 루프를 해제하여 축유지단축의 형태로 되돌린다. 그것이 "push"에 의한 삽입이라는 것이 될 터인데, 결코 push하는 것에 의식을 집중한다는 뜻이 아니다. 왼손의 앵글이나 내시경을 쥔 오른손의 감각에 의지해서, 항상 당겨내는 것에 의식을 집중하면서 최소한의 "push"를 한다는 것이다. 축유지단축이 불가능한 경우라도 어떻게 해야 아프지 않게 삽입할 수 있을까, 이것을 목표로 한 push라야 한다고 생각한다.

## 11. 합병증을 피하는 대장내시경검사

대장의 내시경검사·치료에 동반된 합병증은 ①검사전 합병증, ②삽입시 합병증, ③처치에 동반된 합병증의 크게 3가지로 분류된다. 이런 합병증을 만나지 않기 위해서는 검사전반에 있어 일어날 수 있는 합병증의 원인, 특징을 이해하는 것이 필요하다. 그리고 이것을 이해하는 것이야 말로 합병증을 최대한 피하는 지름길이다. 특히 초보자는 가능한 합병증에 대한 이해를 깊게 해서 만일의 경우에 대응할 수 있도록 해야 한다.

### A. 검사 전 합병증

검사를 위한 전처치(장관세정액, 검사전 투약 등)에 의해 일어나는 합병증이다. 장관세정액으로서 설사제는 탈수나 수분중독을 초래하는 일이 있지만, 최근에는 PEG®(Polyethylene glycol)을 사용하는 경우가 대부분이어서 그 빈도는 낮다. 그러나 장마비(ileus)나 구토에 동반된 흡인성 폐렴 등의 합병증은 보고되어 있으며 장관세정 후 쉽사리 배변이 되지 않는 경우 등에서는 그대로 계속 복용할 것이 아니라, 적절히 관장을 하는 등의 대처가 필요하다. 또한 검사전 투약인 진경제(butylscopolamine 등), 진정·진통제(diazepam, pethidine)에 의한 합병증도 다수 보고되어 있다. 특히 주의가 필요한 것은 호흡억제, 순환장애이다. 간질환이나 폐쇄성폐질환 환자에서는 호흡억제가 때로 심각하다는 점이 지적되었다. 또한 진경제에 의한 빈맥이나 약제성 쇼크를 일으키는 경우가 있으므로, 설령 심장병이나 녹내장이 없는 환자에서도 주의가 필요하다. 이런 합병증에 대한 대책으로는 충분한 문진을 시행하고 심박수, 혈압, 호흡수를 체크하도록 한다. 특히 위험인자가 높은 고령자나 과거력이 있는 환자 등에서는 대체약제를 사용한다. 필요한 경우에는 pulse oximeter나 지속적인 심전도 모니터링을 시행한다.

일본소화기내시경학회는 합병증에 관하여 1983년이래, 5년마다 조사를 시행하고 있는데, 제5회의 전국조사보고[2)]에 의하면 전처치에 동반한 사망례는 11건(0.00009%)이었으며, 그 중 8례(72.7%)가 장관세정액에 의한 것으로, 사인은 장마비, 흡인(aspiration)에 의한 것이었다.

이처럼 위중한 합병증인 장마비, 흡인을 피하기 위해서는 평소의 배변상황을 확인하여 적절한 전처치를 선택할 필요가 있다. 병력, 배변상황으로부터 대장 협착이 의심되는 경우에는 관장만으로 검사를 시행하는 것도 필요하다.

## B. 삽입 시 합병증

삽입 시 합병증에는 천공, 출혈, 복부팽만감 등이 있다. 천공은 내시경 선단이 장벽을 천공하는 경우와 내시경 조작이 장막의 파열(serosal tear)을 유발하여 2차적으로 천공되는 경우가 있다. 전자는 내시경이 점막에 너무 가까워져 시야를 놓친 상황에서 내시경을 push 하거나, 게실을 관강으로 착각해 내시경을 삽입하기 때문에 일어난다. 후자는 환자는 고통스러워하는데, 내시경 선단에는 힘이 가해지지 않는 상태(밀어도 전진하지 않고, 오히려 후퇴함; paradoxical movement)에서 파이프 모양으로 보이는 장관에 내시경을 무리하게 밀어넣기 때문에 일어난다. 염증성장질환이나 게실 등 장벽의 약화를 초래하는 질환에서는 가벼운 송기로도 천공을 일으키므로 주의가 필요하다. 예방하기 위해서는 내시경화면에서 적옥이나 파이프 모양으로 보이거나, 환자가 고통을 심하게 호소하는 경우, 우선 내시경을 당겨서 단축을 시도한다. 그 때 심한 유착 등이 있으면 어느 정도 단축되다가 급히 빠지기도 한다. 소위 내시경 선단이 급격히 튀는 현상으로, 그 때 천공이 일어나는 경우도 있어 단축하는 때에도 신중을 기해야 한다. 도저히 빠져나오기 어려운 경우에는 상급자와 교대하거나 삽입을 중지한다. 삽입할 때 송기가 지나치거나 장관을 과신전시키면, 복부팽만감으로 인해 이차적으로 미주신경반사를 유발할 수도 있다. 예방을 위해서는 이런 조작을 가급적 피하고 송기한 공기를 최대한 흡인하는 것이 중요하다.

천공은 일반적으로 내시경적 처치에 따르는 빈도가 높다고 여겨지기 쉽다. 하지만 이전에 시행된 설문조사에 의하면 33.8%의 내시경의가 천공을 경험했으며, 그 중 67.5%가 삽입할 때 일어났다는 결과가 있었다. 또한 처음으로 천공을 일으켰을 때, 71.7%에서 경험수 500례 미만으로 비교적 초급자에서 천공을 경험하는 경향이 있었다.

또한 전술한 전국조사에 의하면[2)] 대장내시경검사 시의 합병증은 0.078%(2,567/3,311,104)로, 사망은 0.00082%(28명)이었다. 그 중 21례가 삽입, 관찰, 생검에 따른 사망으로, 그 원인으로는 천공이 가장 많았다. 상부소화관내시경과 비교해 대장내시경은 삽입관찰수기에 동반된 천공에 의한 사망례가 많은 것이 특징이다. 경험이 적은 내시경의는 물론, 경험이 풍부한 내시경의도 충분한 주의를 기울여 천공을 일으키지 않도록 유의하고 때로는 삽입을 중지하는 용기도 중요하다.

삽입에 동반된 천공을 피하기 위해서는 축유지단축법을 항상 유념하여, 장관에 과신전이나 이상한 루프를 형성하지 않도록 하는 것이 중요하다. 또한 내시경이 자유자재로 콘트롤 되는 상태에서 조작을 시행하는 것도 중요하다. 다시 말하자면 자유감각을 느끼면서 최적거리를 확보하여 삽입해야 한다.

그리고 삽입할 때 과도하게 긴장하거나 불안감이 강하면 과환기증후군을 보이는 경우가 있다. 호흡촉박, 손떨림 등의 지각이상, 근긴장 항진, 흉부에 조이는 느낌 등의 전신증상을 호소할 때 과환기증후군을 의심한다. Paper bag법은 이전에 빈번하게 시행되어 왔으나, 혈중 이산화탄소 농도가 상승할 우려도 있다. 진정제, 진통제 등을 투여하거나 환자에게 적극적으로 말을 걸어 불안을 해소하는 것도 필요하다.

## C. 내시경적 치료처치에 동반된 합병증

처치에 동반된 합병증으로는 주로 천공과 출혈이 있다. 천공은 폴립절제술(polypectomy) 또는 내시경적점막절제술(EMR) 시에 스네어(snare)에 장관벽 근층(筋層)이 말려든 때, 내시경적점막하층절개박리술(ESD)의 점막절개, 점막하층박리 시에 일어난다. 또한 통전시간(通電時間)이 너무 긴 경우에 지연성 천공이나 국한성 복막염을 일으킨다. 마찬가지로 고온생검(hot biopsy)에 있어서도 겸자를 지나치게 누르는 등 올바르게 시행되지 않았거나, 통전시간이 길면 일어날 수 있다. 예방으로는 스네어를 걸 때 너무 깊게 걸지 않으며, 근층이 잡히지 않도록 주의할 것, 적정 통전시간을 고려해 너무 오래 통전하지 않을 것, EMR에서는 생리식염수나 히알유론산의 점막하주입을 충분히 시행하는 것이다. 또한 스네어를 조일 때 고무와 같은 탄력을 느끼는 경우에는 근층이 말려들었는지 의심해서, 스네어를 일단 조인 후에 다시 한번 느슨하게 하고, 공기를 주입하면서 죄는 부위를 밀어올린다. 이 조작을 함으로써 설령 스네어가 근층부를 죄었다고 하더라도 이탈시킬 수 있어, 더 안전한 처치를 시행할 수 있다. 근층을 손상한 경우나, 손상을 주지 않았어도 열변성이 가해진 경우에는 클립(clip)으로 폐쇄하는 것이 천공예방에 중요하다. 2012년 대장의 ESD도 (일본)보험에 등재되었다. 대장 ESD에 있어서 합병증은 3.774% 라는 보고가 있으며[2], 다른 치료수기에 비해 합병증의 비율이 높다. ESD에 있어 합병증을 피하기 위해서는 수기에 숙달되어야 함은 물론이지만, 히알유론산을 국소주사액으로 사용해 충분한 lifting을 얻고, $CO_2$송기를 사용하며, 적정한 처치기구를 선택하는 것이 중요하다. 만일 천공이 일어난 때에는 일반적으로 수술이 필요하지만, 천공부가 미소(微小)한 때에는 클립 폐쇄후에 환자를 안정시키고, 항생제를 사용한 보존적 치료로 충분한 경우도 있다.

출혈에는 처치직후의 출혈과 다음날 이후에 발생하는 후출혈(後出血)이 있다. 특히 두꺼운 목(茎)이 있는 유경성 폴립(pedunculated polyp)의 폴립절제술 시에는 주의를 요한다. 이런 폴립에는 경부(茎部)에 큰 혈관이 존재하는 경우가 있고, 직후에 출혈이 없더라도 4, 5일 후에 출혈하는 경우도 있으므로 천공을 일으키지 않을 정도의 응고전류로 충분한 응고를 시행할 필요가 있다. 출혈의 우려가 있는 병변에 대해서는 유치 스네어(detachable snare)나 클립을 사용한다. 출혈이 일어난 경우에는 클립을 사용한 지혈이 효과적이다.

이렇게 출혈예방에는 유치 스네어(detachable snare)나 클립 등의 방법이 있어, 예전에 비해 훨씬 안전한 내시경치료가 가능하게 되었다. 심장질환이나 뇌질환 등으로 혈액응고계에 영향을 주는 약(와파린, ticlopidine 등)을 복용하고 있는 환자에서는 내시경치료 후에 출혈하는 경우가 있어, 병력 청취는 필수이다. 지질이상증 치료제인 EPA(eicosapentaenoic acid)에는 항혈소판작용이 있다는 것을 의료인은 숙지하고 있지만, 환자 자신은 지질이상증 치료제라고만 알고 있으므로 특히 주의가 필요하다. 또한 상기약제 복용자는 내시경적 치료가 필요한 경우에 주치의와 상담한 후, 가능하면 휴약기간을 거쳐 내시경처치를 시행해야 한다. 그러나 항응고제, 항혈소판제 중지기간에 혈전증(血栓症) 발생이 간혹 나타난다. 특히 와파린은 중지, 재개 후에 일시적으로 혈전형성이 항진되는 리바운드 현상이 있어 주의가 필요하다. 또한 인공판막치환술의 과거력이 있는, 말하자면 고위험군 환자에서는 헤파린 사용을 고려하는 등 신중한 대응을 요한다.[3)]

COLUMN

## 이런 때는 어떻게 해야 할까? part 5

**Q** 하혈(下血) 시의 응급내시경 삽입법은 어떻게 할까?

**A** 기본적으로는 응급 시에도 통상의 축유지단축법을 시행하는 것이 이상적이다. 그런 이유로도 본원에서는 전신상태가 허락하면, 가급적 PEG®으로 전처치 후에 삽입하고 있다(물론 내시경치료후의 후출혈에는 절제부위에 따라 전처치를 하지 않고 시행하는 경우도 있다). PEG®을 사용한 전처치를 적극적으로 하는 이유는 혈액·변이 많은 상태에서는 시야가 나쁘기 때문에 내시경삽입이나 출혈병소의 동정이 곤란한 경우가 많고, 처치시간이 길어져 환자의 고통을 증가시키며, 무엇보다 적절한 처치가 어려울 가능성이 있다고 생각하기 때문이다. 또한 게실출혈을 의심하는 경우에는 후드를 장착하여 출혈병소로 의심되는 게실을 밀봉해서 송수(送水)하여 출혈병소를 확정하는 것도 유용하다. 그리고 응급할 때일수록 내시경삽입 전에 활력징후를 포함한 병태·원인의 평가가 대단히 중요하다.

# 12. 기타 내시경검사법

## A. 풍선내시경

### 1) 배경

풍선내시경은 야마모토(山本) 등에 의해 개발되었다. 그 전에는 소장 등의 지지점이 없는 소화관으로의 내시경삽입은 대단히 곤란하였다. 결국 밀어넣는 식이어서 환자의 고통이 크고, 심부삽입은 곤란했으며, 더구나 장벽에 큰 힘을 가하게 되어 점막손상, 나아가 천공의 위험마저 있었다. 야마모토 등은 내시경 선단과 선단에 풍선을 장착한 외통(外筒, overtube)을 이용한 이중풍선내시경을 개발하여 그 난점을 극복하였다(그림 13).[4] 외통선단의 풍선으로 장관을 내강에서 파지(把持)하여 지지점(fixation point)을 만들어 내시경의 심부삽입을 가능하게 한 것이다. 풍선내시경은 그 원리에 의해 Billroth-II법이나 Roux-en-Y법의 재건상관, 유착변형이 있는 장관에도 삽입이 가능하다. 따라서 삽입곤란한 대장 검사에도 사용할 수 있다.

현재 외통과 및 내시경 본체에 모두 풍선이 장착된 이중풍선내시경(double balloon endoscopy: DBE)과 외통에만 풍선이 있는 단일풍선내시경(single balloon endoscopy: SBE)이 개발되었다. 이런 풍선내시경을 사용한 삽입법에 대해 해설한다.

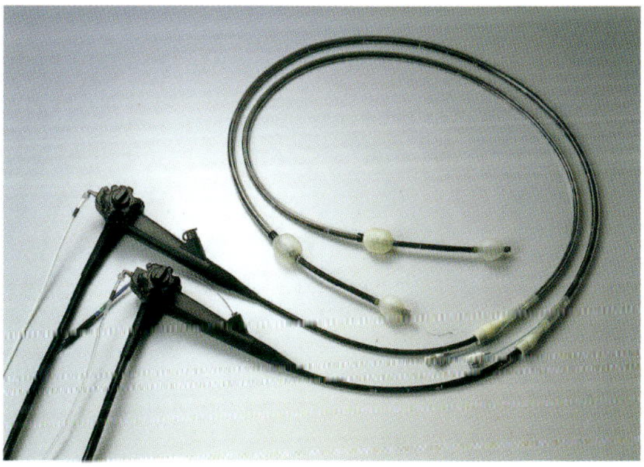

그림 13 double balloon endoscopy system

(自治医科大学 山本博德 제공)

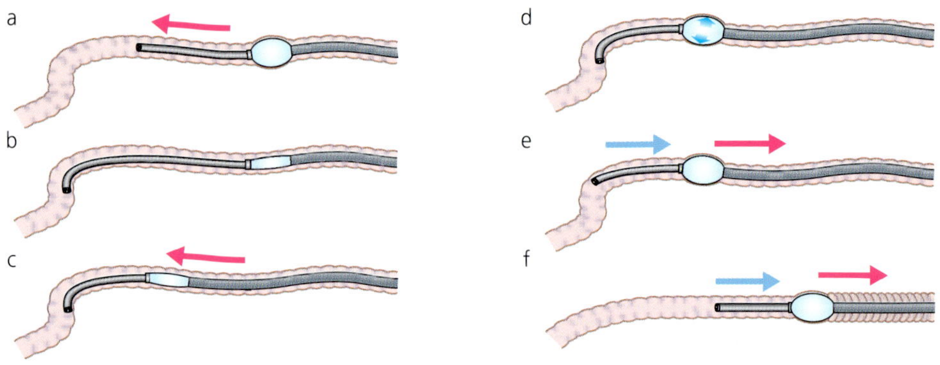


a. 내시경을 심부로 삽입한다.
b. 앵글을 걸어 장관을 파지하고 풍선을 수축시킨다.
c. 슬라이딩 튜브를 전진시킨다.
d. 풍선을 부풀린다.
e. 앵글을 해제한다.
f. 슬라이딩 튜브와 내시경을 당기며 후퇴시켜 장관을 단축한다.

그림 14 단일풍선내시경의 삽입원리

## 2) 풍선내시경 검사법

### (1) 내시경 시스템

DBE는 에어루트(air route)를 내장한 내시경, 풍선이 달린 연성(軟性, flexible) 외통[overtube (OT)] 및 각 풍선에 대한 풍선펌프컨트롤러(ballon pump controller)로 구성되어 있다.

SBE는 내시경본체, 외통[sliding tube(ST)], 풍선콘트롤 유니트로 구성되어 있다.

### (2) 삽입원리와 삽입법(그림 14)

풍선내시경은 DBE·SBE 모두 유연성 외통에 부착된 풍선으로 장관을 파지하여, 장관이 늘어나는 것을 방지하며 삽입한다.

DBE의 순서는 다음과 같다 : ①내시경을 전진시킨다, ②내시경 선단의 풍선을 부풀린다, ③OT선단의 풍선을 수축시킨다, ④OT를 전진시킨다, ⑤OT선단 풍선을 부풀린다, ⑥OT와 내시경을 함께 당기며 되돌려 장관을 단축한다, ⑦내시경 선단의 풍선을 수축시킨다. 이 일련의 동작을 스트로크(stroke)라 부르며, 장관을 단축하고서 다시 삽입해 나가는 것이 가능하다. 내시경의 유효길이를 최대한으로 이용할 뿐만 아니라, 내시경삽입이 용이한 형태로 장관의 형태를 만들어서 삽입한다.

한편 SBE에서는 ST(외통)를 전진시킬 때 장관 파지를 위해 내시경의 앵글조작을 사용한다. SBE는 풍선이 1개뿐이기 때문에, 위 순서 가운데 ②, ⑦이 생략된 대신에, 충분히 앵글을 걸어 장관을 파지하고 나서 ③④를 시행할 필요가 있다. 또한 앵글을 해제하고 나서 ⑥번 조작을 시행한다.

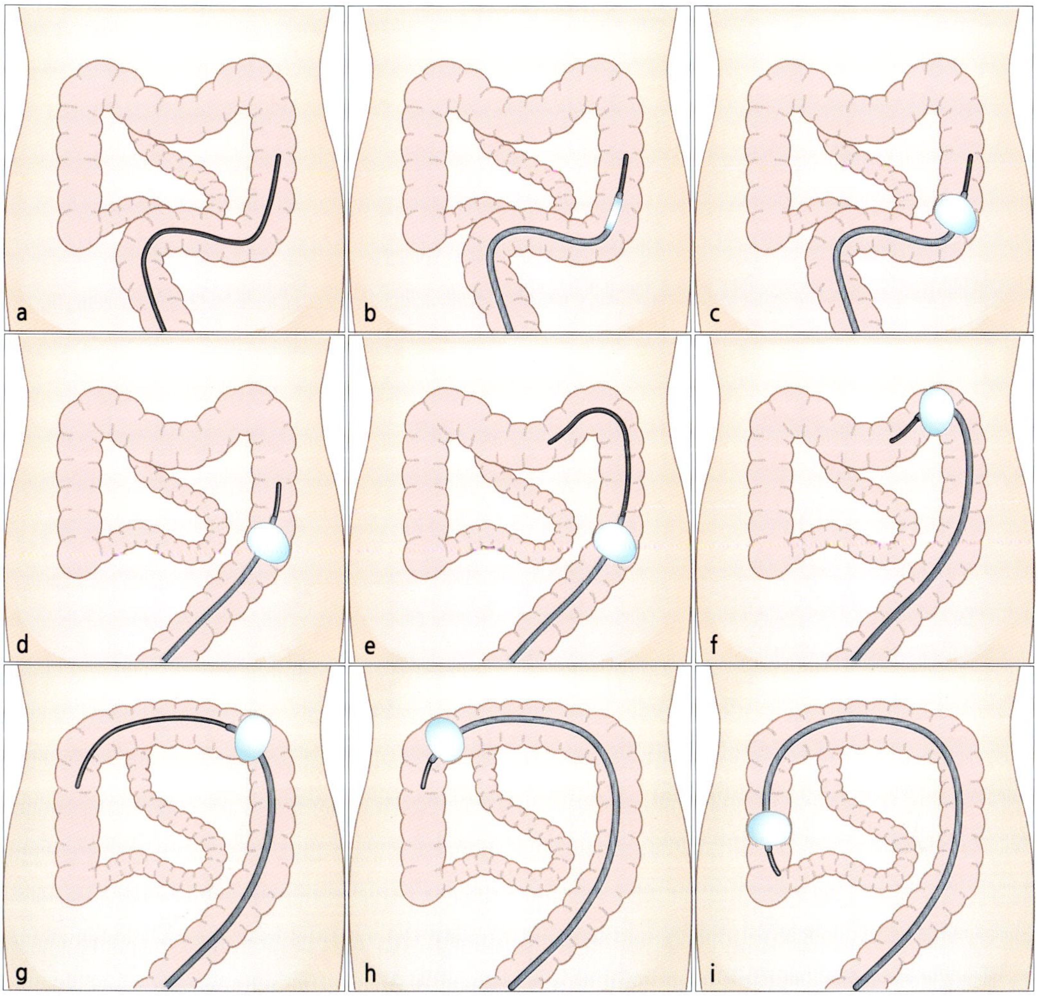


그림 15 단일풍선내시경의 대장삽입방법

a. 내시경을 삽입한다. b. ST를 전진시킨다. c. 풍선을 부풀린다. d. 내시경과 ST를 당겨내서 장관을 단축한다.
e. 내시경을 더 심부로 삽입한다. f. ST를 전진시켜 풍선을 부풀린다. g. 내시경을 삽입한다.
h. 풍선을 수축시킨 후 ST를 전진시켜서 다시 풍선을 부풀린다. i. 내시경을 회맹판막에 도달시키고, ST도 전진시켜서 풍선을 부풀린다.

### 3) 삽입의 실제 (그림 15)

가급적 송기를 하지 않고, 내시경 본체와 외통을 교대로 전진하여 삽입한다. S상결장을 늘리지 않고서 삽입할 수 있다면 1스트로크에 내시경선단을 하행결장 비만곡부근까지 나아갈 수 있다. S상결장에서 루프가 생긴 경우에는 내시경삽입 후에 외통을 전진시키고, 풍선을 부풀려 장관을 파지한 후에 내시경본체와 외통을 당겨내서 단축한다. 이 동작을 반복하여 S상결장을 직선화한다. 유착 등으로 직선화할 수 없는 경우에는 무리해서 단축하지 않고, 외통을 지지점으로 삼아 내시경을 삽입해 간다. 또한 풍선내시경은 가늘고 부드러운 까닭에 횡행결장에서 루프를 만들기 쉽다. S상결장과 마찬가지로 외통의 풍선으로 장관을 파지하고 단축하여 루프가 생기지 않도록 하며 내시경을 삽입한다. 내시경을 반시계 방향으로 회전시켜 루프를 해제하는 방법은 장간막손상 등의 합병증을 일으킬 가능성이 있어 피하는 편이 좋다. 외통을 삽입할 때 점막이 끼어들어 가며 손상을 주는 경우가 있어 충분히 주의할 필요가 있다.

대장내시경삽입은 2인법으로 시행되던 시대가 있었지만 현재는 1인법이 표준이다. 풍선내시경도 DBE 발표 당초에는 2인법으로 발표되었으나, 최근 1인법이 발표되었다. SBE는 처음부터 1인법으로 조작이 가능하다. 오른손으로 ST(외통)의 유지와 내시경삽입을 시행하고, 왼손으로 앵글조작을 조금씩 하여 장관을 헤쳐나가듯이 삽입한다.

## B. CT colonography

CT는 피폭과 조영제 알레르기 문제만 제외하면 저침습적이며, 검사자간의 차이가 없는 점, 객관성이 높고 장관 전체를 파악할 수 있으며, 추가로 장관 외의 정보도 얻을 수 있다는 이점이 있다. 일본에서 널리 보급되어 있기도 해서, 대장검사 수단의 하나라고 할 수 있다. 특히 검출기를 다열화(多列化)한 multidetector-row CT(MDCT)의 개발로 양호한 공간분해능을 얻을 수 있게 되었으며, 컴퓨터 기술의 진보로 방대한 데이터 처리가 가능하게 되면서, 공간을 작은 입방체로 분할해 각 입방체의 CT값을 기초로 바륨관장(barium enema) 영상이나 내시경상과 유사한 재구성 화상을 만드는 것이 가능해졌다.

CT 검사는 침습성이 낮아서, 장마비나 고도의 염증으로 인해 소화관조영검사나 내시경검사가 곤란한 경우에도 시행할 수 있다. 복통, 장마비, 천공, 허혈의 검사나 Crohn병, 충수염, 게실염, 종양이나 액체 저류의 검출(detection), 외상이나 부인과 질환, 비뇨기과 질환의 감별에도 유용하다. 그리고 외과수술이나 침습적 수기의 예비검사로서 병변의 국소 위치 및 정도의 진단, 복부종물과 장관의 위치관계를 파악하고 싶은 경우에도 구간분해능이 뛰어난 CT검사는 유용하다.

CT로 얻어진 신호를 재구성하여 3차원 영상을 만드는 CT colonography(그림 16), 나아가 내시경과 비슷한 화상을 만드는 CT colonoscopy(그림 17)가 시행되고 있다. 대장을 PEG® 등으로 비운 후에, 실내 공기나 $CO_2$를 항문을 통해 주입함으로써 대장내강을 팽만시켜 CT를 촬영한다.

CT의 이점에는 화질이 검사자에 별로 의존하지 않는다는 점이 있다. 검사시간도 단시간이며, 장관 확장에 의한 복부팽만감은 있지만 환자의 수용성은 높다. 그리고 융기성 병변의 검출에 뛰어나서 협착, cobble stone 상, 궤양성 병변의 평가가 가능하며, 위치 동정이 용이하다. 동시에 장관벽 비후, 농양, 누공, 주위로의 염증 파급 등도 평가할 수 있으며, CT colonoscopy로는 내시경이 통과하지 못하는 협착부보다 심부까지도 3차원 재구성하여 내시경상을 얻을 수 있다(그림 18). 또한 임의의 시점에서 영상을 얻는 것도 가능하다. 그 밖에 겹쳐짐이 많아서 병변의 묘출이 곤란한 경우도 있지만, CT에서는 필요한 부분의 화상만 구축하는 것이 가능하기 때문에 장관이 겹쳐짐으로 인한 영향을 배제할 수 있어, 병변을 명확히 드러내는 것이 가능하다. 내시경으로는 곤란한 협착부보다 심부의 평가도 가능하다.

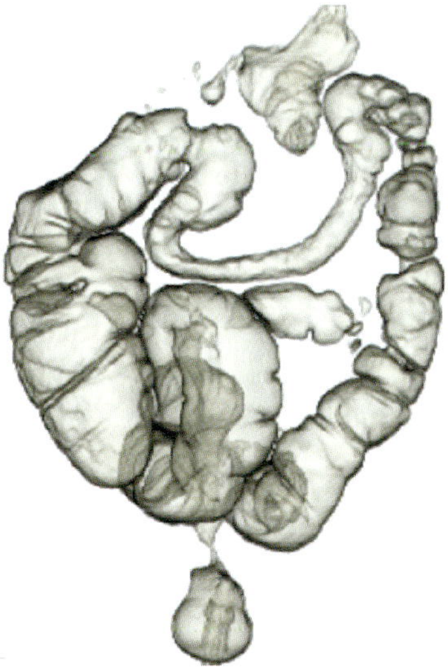

그림 16 CT colonography에 의한 air image 영상

그림 17

a : 통상의 내시경에 의한 Crohn병 환자의 횡행결장

b : CT colonography에 의한 횡행결장의 air image 영상

c : b의 ←로 표시한 시점에서 만든 CT colonoscopy에 의한 횡행결장. 일반 내시경과 유사한 화상을 얻을 수 있다.

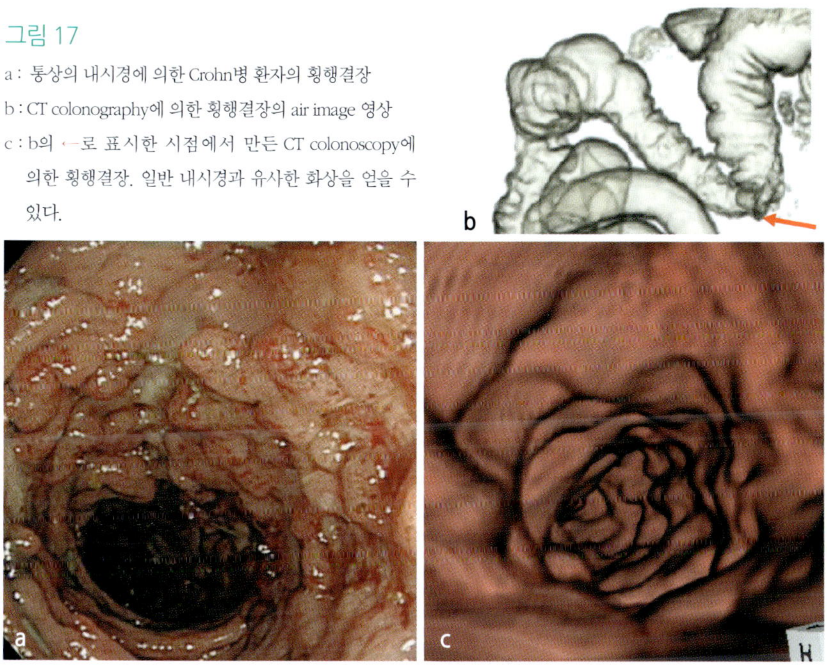

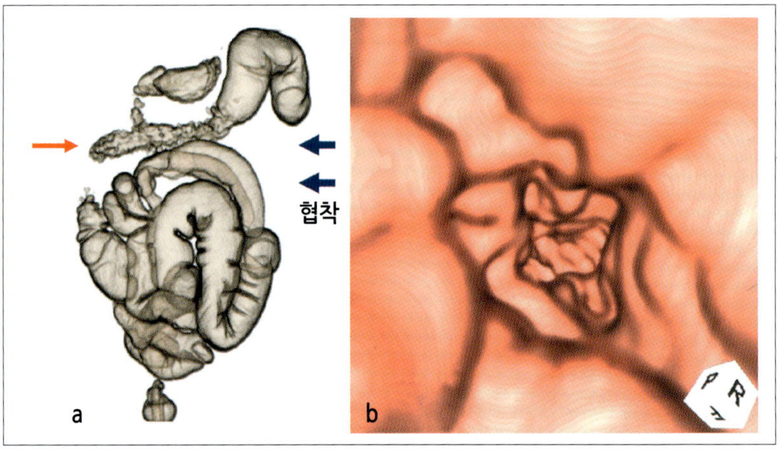


그림 18 Crohn병 환자의 CT colonography

a : 횡행결장의 협착으로 심부대장으로 내시경삽입이 불가능하여, 통상의 내시경으로는 관찰이 불가능하다.

b : 간만곡 시점에서 작성한 CT colonoscopy 영상. 황행결장의 종주궤양(longitudinal ulcer), cobble stone이 관찰된다.

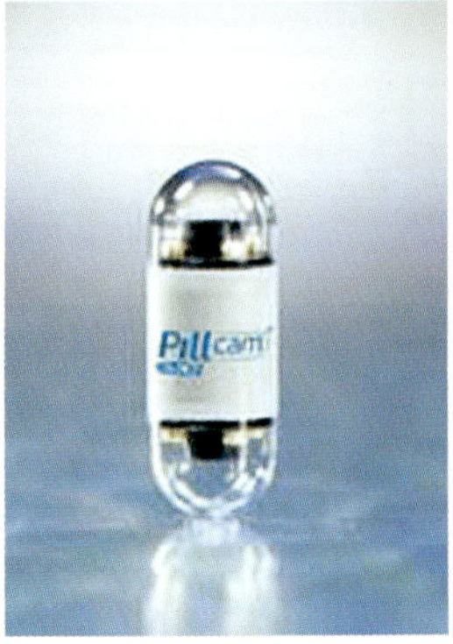


그림 19 캡슐내시경

그러나 해상도의 제약으로 평탄한 병변(혈관이형성, 아프타성 병변, 발적 등)이나 미소병변의 관찰은 곤란하다. 내시경검사나 조영검사에서는 병변의 경도(硬度)나 변화의 항상성(恒常性)도 중요한 소견이지만, CT colonoscopy에서는 동적인 진단은 곤란하며 정적(靜的)인 정보가 된다. 또한 X선을 이용하기 때문에 피폭의 문제가 있다.

CT는 생검이 불가능한 점이나, 정밀한 관찰이 곤란하다는 문제가 있어 그 자체로 완결된 검사는 아니지만, 병변의 국소 동정이나 장관 외의 정보를 얻을 수 있다는 이점이 있어 대장내시경검사를 보완하는 수단이다. 검사수단의 장단점을 잘 인식하여 적절한 진단전략을 세울 필요가 있다.

## C. 대장 캡슐내시경 (그림 19)

Given Imaging사(社)의 대장용 캡슐내시경이 2006년 유럽에서 인가를 받아 임상에서 쓰이고 있다. 이 캡슐내시경은 타이머가 내장되어 있어서, 캡슐가동후 1시간 45 분후부터 12시간 후까지 대장의 영상을 녹화할 수 있도록 설계되어 있다. 그리고 관강이 넓은 대장 내강을 관찰하기 위해 캡슐의 양쪽 끝에 광각렌즈를 갖추었다. 크기는 소장용 캡슐내시경보다 다소 긴 31×11mm로 되어 있다.

치료나 병변의 정밀조사가 필요한 경우는 통상의 대장내시경검사가 시행되어야 하며, 대장 캡슐내시경은 스크리닝 목적의 검사이다. 대장의 스크리닝 검사를 결장조영검사(注腸造影檢査, 바륨관장)로 하고 있는 병원에서는 향후 대장의 스크리닝 검사에 있어 제1선택으로 대장 캡슐내시경을 시행하게 될 가능성이 있다. 또한 주로 기존 내시경검사를 주저하고 있는 환자에게 비침습적 검사로서 널리 보급될 가능성을 지니고 있다. 새로운 대장의 스크리닝 검사법으로서 CT colonography도 주목받고 있긴 하지만, 실제 대장점막을 화면으로 볼 수 있다는 점은 대장

캡슐내시경의 장점이다. 소장용 캡슐내시경과 마찬가지로 체류(滯留)의 위험성이 있어, 복부수술 후 장마비의 과거력이 있는 환자나, 현재 대장암 등으로 인한 장관폐색이 의심되는 환자에게는 적응대상이 되지 않는다.

2009년에 통상의 대장내시경과 비교한 유럽연합 공동연구의 결과가 발표되었지만, 전처치의 어려움을 고려할 때 좋은 결과는 얻지 못했다. 같은 해 9월에는 개량된 제2세대 대장캡슐내시경이 발표되었다. 제2세대에는 내시경의 이동속도에 따라 촬영속도를 매초 4 프레임에서 35 프레임으로 조정할 수 있는 기능이 탑재되었다. 제2세대 캡슐내시경은 이스라엘의 다기관 연구에서 제1세대와 비교해 양호한 성적이 발표되었다. 2011년 5월에는 독일에서 입원환자를 대상으로 보험등재제품이 되었다. 또한 미국에서도 FDA 승인신청을 위해, 800례의 다기관공동연구가 향후 시행될 예정이다. 앞으로 차례차례 데이터가 나올 것이라 생각된다.

현시점에서는 4~6L 전처치액의 내복이 필요한 상황이어서 통상의 대장내시경검사에 비해 결코 편한 검사라고는 할 수 없다. 앞으로 더욱 더 기술진보가 기대된다.

# Ⅵ. 대장내시경에 의한 관찰

## 1. 병변의 발견

대장내시경검사에서는 부드럽게 삽입하는 것도 중요하지만, 병변의 발견·진단·치료가 본래의 목적이다. 큰 폴립 등의 융기형 병변은 비교적 발견이 쉽지만, 작은 병변이나 함요형 병변처럼 미묘한 점막의 색조변화로 발견되는 병변도 다수 존재한다. 막연히 내시경을 빼면서 관찰하는 것이 아니라, 나올 때는 조금씩 전후퇴를 반복하면서 작은 병변이나 평탄·함요형 병변의 존재를 항상 의식하며 관찰해야 한다. 그러나 이런 병변은 삽입 시에만 발견되는 경우도 있어, 삽입시에도 병변을 발견하기 위해서는 적절한 유연성이 필요하다.

다음과 같은 점에 주의하면서, 상세한 관찰을 시행하도록 유의해야 한다.

### A. 병변에 대한 인식

융기형 병변은 정상점막과 고저차(高低差)가 있기 때문에 초심자라도 감각적으로 찾아내기가 비교적 쉽다. 그에 반해 정상점막과 고저차가 적은 함요형 병변이나 평탄병변에서는, 점막의 옅은 발적이나 퇴색영역과 같은 미묘한 색조 차이, 빛 반사에 따른 점막면의 광택 차이, 벽 또는 주름의 변형이나 미세한 비후, 그리고 공기량의 증감에 따른 장벽 신전의 왜곡 등이 발견의 단서가 된다. 내시경의는 이런 병변의 특징을 충분히 인식해 둘 필요가 있으며, 조금이라도 의심스러운 변화가 느껴지면 적극적으로 인디고카민을 산포해 질적진단(質的診斷)을 시행해야 한다.

### B. 사각(死角)이 되기 쉬운 부위

일반적으로 큰 굴곡부의 내측이나 주름의 뒷면은, 내시경검사의 사각이 되기 쉽다. 구체적으로는 상행결장 등의 깊은 반월상(半月狀) 주름의 이면이나 회맹판막의 뒤(맹장측), 또는 간만곡, 비만곡, RS와 같은 각 굴곡부의 내측 및 구측(口側)부분 그리고 Houston 밸브의 이면 등이 사각이 되기 쉽다(그림 1). 이러한 부분의 관찰을 위해서는, 체위변환이나 공기량에 변화를 줌으로써 가능한 한 맹점이 적어지도록 관찰해 간다. 그러나 통상적인 내시경관찰에는 한계가 있어서 관찰불가능한 사각(死角)이 역시나 존재한다. 그러한 사각을 조금이라도 줄이는 방법으로 선단의 어태치먼트(distal attachment)를 장착하여 주름을 헤쳐가듯이 관찰함으로써 사각을 적게 하는 방법이나(그림 2a), 겸자 등을 사용해 하나씩 주름을 눌러젖혀 시각을 넓히는 방법이 있다(그림 2b). 이런 방법은 특히 주름 뒤의 폴립 발견에 대단히 유용한 경우가 있다.

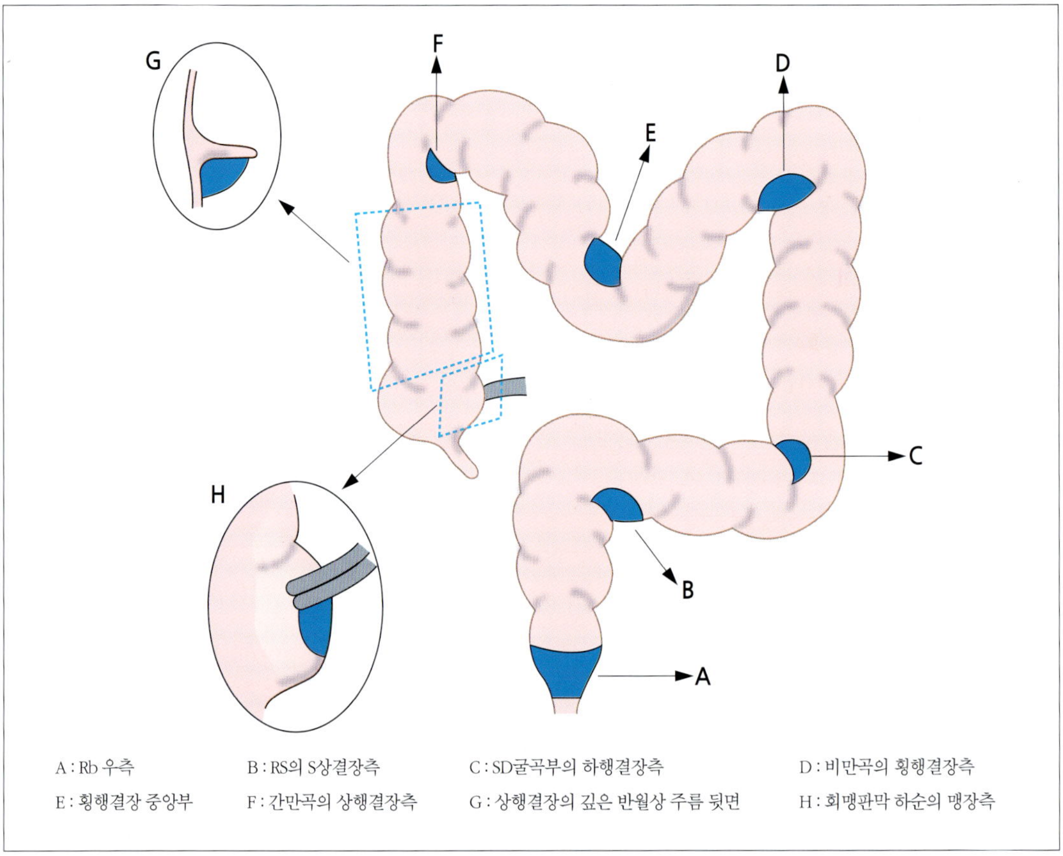


그림 1 내시경관찰 시의 맹점부(푸른색)

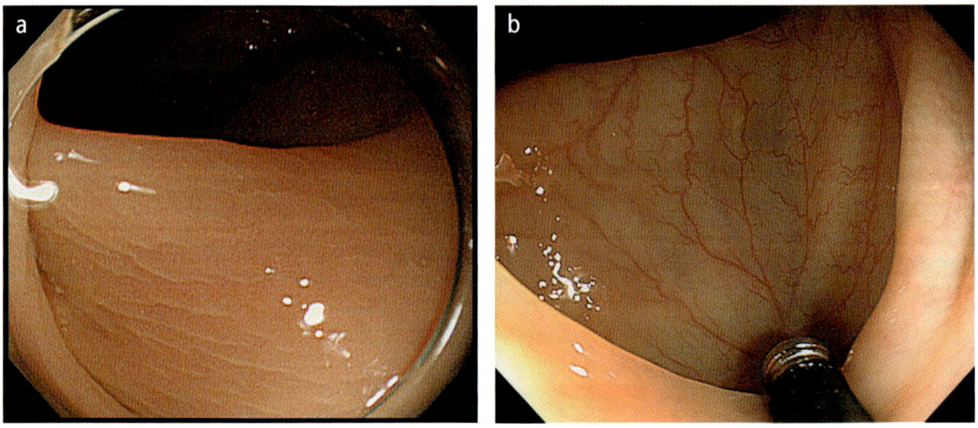


그림 2 도구를 사용해 사각을 줄이는 방법

a. 선단 어태치먼트를 사용하는 방법 b. 겸자 등을 사용하는 방법

## C. 축유지단축법의 유지

내시경을 push로 삽입하면 장관이 과신전되거나 비틀리기 때문에 약간의 조작으로도 내시경이 순식간에 긴 범위에 걸쳐 빠져버릴 수 있다. 또한 병변의 위치에 관해서도 대장의 어디에 있는지 애매해지는 경우가 많다. 그러나 축유지단축법이 유지되고 있으면 이런 일을 피할 수 있다. 다만 간만곡이나 비만곡, S상결장의 일부 등에서는 가볍게 push하여 장관을 신전시키면 좋은 시야를 얻을 수 있는 경우가 있다.

## D. Air control

공기량을 변화시킴으로써 관찰범위의 변화나 장벽의 변형을 만들어 병변을 포착하기 쉽게 하는 것이 가능하다. 공기변형은 병변부분과 정상점막의 신전성 차이에 의해 생기기 때문에 심달도(深達度)를 예측하는 데도 중요한 요소이다. 공기량을 감소시켜 관강을 중앙부로 모으면 접선방향의 병변이 관찰하기 쉽게 되는 경우가 있다.

## E. 병변이 많은 증례의 주의점

다수의 병변이 존재하는 경우에는, 상세한 관찰이나 치료가 필요한 병변부터 대략적으로 파악해서 나오면서 상세히 관찰한다. 또한 1회로 검사를 끝내는 것에 집착하지 말고, 계획적으로 여러번 반복검사하여 관찰하는 것도 중요하다.

## F. 치료목적인 경우의 주의점

이전 검사에서 병변을 충분히 관찰했다면, 절제 전에 다시 상세한 관찰을 시행할 필요는 없다. 관찰을 시행하는 사이에 송기량이 늘어나 연동이 시작되면, 조건이 나빠져 버려서 안전한 내시경치료를 할 수 없기 때문이다.

위와 같은 주의를 거듭해도 발견·관찰이 곤란한 경우도 확실히 존재한다. 이런 경우에는 우선 상급의와 상담하여 필요에 따라서는 교대하는 것도 중요하다. 시간 간격를 두고 재검사하면 이전 검사 시에 비해 조건이나 포지션이 좋아져 있는 경우도 있으므로, 1회 검사로 완수하는 데 집착해 환자에게 과잉한 부담을 주는 일은 피해야 한다.

## G. follow up의 중요성

대장내시경검사시에 최대한 주의하여 관찰하더라도 작은 병변을 놓치는 경우가 있다는 것은 부인할 수 없는 사실이다. 내시경적 치료 후에는 반년에서 1년 이내에 추적 내시경을 시행하는 것이 바람직하다.

## 2. 병변의 관찰

### A. 내시경 영상의 왜곡 - 술통형 왜곡(barrel-type distortion)

내시경상(像)은 충분한 시야각을 얻기 위해 초광각 렌즈를 사용한 허상(虛像)이다. 술통형 왜곡(barrel-type distortion)으로 인해 찌그러진 상을 보게 되는 것이다. 예를 들면, 실제로는 함요병변이더라도 내시경관찰 시에는 주로 융기된 듯한 모양으로 관찰된다. 이런 사실을 잘 인식하여 병변을 정확히 포착하지 않으면 안 된다.

#### (1) 초광각 렌즈에 의한 화상특성

초광각 렌즈를 사용하면 관찰화면의 중심에서 주변으로 멀어질수록 동심원상 왜곡이 생겨서, 화면의 중앙이 가깝게 튀어나온 듯한 화상(畵像)을 얻게 된다(그림 3). 그리고 관찰거리와 화상의 관계를 살펴보자면, 원거리상이 왜곡이 적고, 근거리상은 왜곡이 커지게 된다. 따라서 내시경 관찰 시에는 가급적 화면의 중앙에 병변을 포착해야 하며, 원거리상이 더 실제에 가까운 형태이므로 근접상은 화상이 상당히 왜곡되어 있다는 사실에 주의해야 한다.

#### (2) 함요 모델(원추형 낚시찌)에 의한 내시경상

내시경으로 함요 모델(원추형 낚시찌)을 관찰한 사진을 제시한다. 표준렌즈로 촬영한 사진에서는 노란색 부분이 함요되어 있다(그림 4 a,b). 이 모델을 내시경(CF-H260AZ)을 사용해 관찰하고, 관찰거리와 관찰방향에 대해 검토했다. 비스듬한 방향에서 관찰할 때는 어느 정도 거리를 두면 함요를 인식할 수 있었지만, 약 1cm로 근접관찰하면 마치 융기된 것처럼 보였다(그림 4c,d). 함요부분을 정면에서 본 경우에는 관찰거리에 관계없이 함요를 인식할 수 없었으며, 근접할수록 함요부분이 융기된 듯이 관찰되었다. 실제 내시경관찰 시에도 근접하면 함요가 융기로 포착되는 일이 생긴다. 비스듬한 방향 또는 측면에서의 관찰이 실제 형태를 반영한다.

위와 같이 술통형 왜곡을 충분히 인식하고 내시경관찰을 시행하는 것이 중요하며, 내시경 진단의 단계에서는 융기형, 함요형의 판정에 대단히 주의해야 한다. 병변을 올바르게 파악하기 위해서는 색소가 없는 정면상만으로는 불충분하며, 색소산포 후의 원거리상 및 비스듬한 상, 또는 측면상이 반드시 필요하다. 또한 확대관찰은 시야각이 좁아지는 만큼 술통형 왜곡의 영향이 적어져 병변의 형태를 더 정확히 파악하기 쉽다.

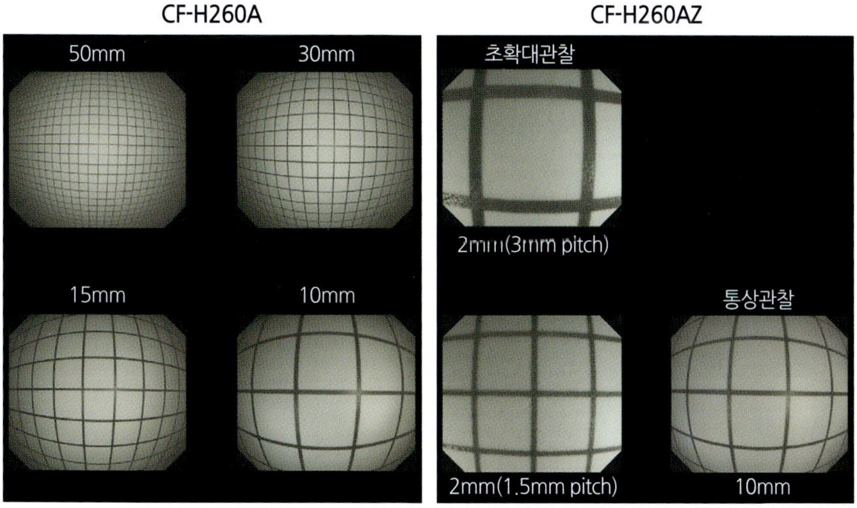


그림 3 내시경 영상의 왜곡

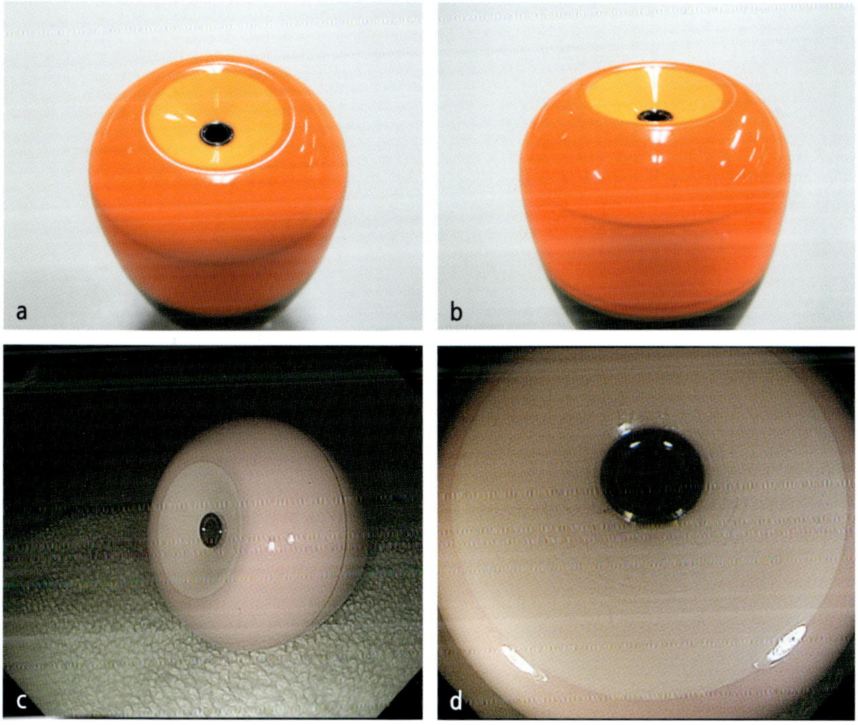


그림 4 한요 모델

## B. 통상내시경관찰

병변을 발견하면 주위의 찌꺼기를 흡인하고, 병변에 부착된 찌꺼기나 이물을 제거하기 위해 시메티콘 첨가수로 충분히 세정할 필요가 있다. 점액이 부착된 상태에서는 병변의 색조나 표면의 성상(性狀) 평가가 불충분하여, 정확한 평가가 곤란하다. 점액이 잘 떨어지지 않는 경우에는 프로나제(Pronase® 역주–단백분해효소제의 상품명)를 섞은 시메티콘 첨가수로 세정한다. 세정 후에는 원거리에서 병변을 관찰한다. 색소산포 튜브 등의 겸자를 사용해 병변을 가능한 한 정면에서 확인하고, 색조나 공기변형의 유무를 관찰한다. 후지이(藤井) 등이 개발한 non-traumatic catheter[1)]는 점막에 손상을 주지 않고 세정이나 색소산포도 가능하다. 미세한 요철부정(凹凸不整)이나 발적 등의 유무를 확인하여 그 병변에서 가장 중점적으로 관찰할 부분을 인식하고, 그 후 NBI 관찰이나 색소관찰 및 확대관찰로 이행한다.

## C. 색소내시경관찰

색소확대내시경검사는 색소를 함요부분이나 선와(腺窩, crypt)에 저류시켜 구조를 확인하는 컨트라스트(대조)법과 표면을 염색하여 묘출하는 염색법으로 분류된다. 병변의 형태나 함요 유무를 관찰할 때는 전자가 적합하며, pit pattern 진단도 가능한 경우가 많다. 0.2% 인디고카민이 사용된다. 후자는 통상 0.05% 크리스탈바이올렛을 사용하며, 상세한 pit pattern 진찰에 적합하다. 본원에서는 제일 먼저 인디고카민 산포를 사용한 색소내시경을 시행한다. 0.2% 인디고카민을 병변 전체에 충분히 색소가 덮이도록, 필요하면 몇 번이든 반복하여 산포한다. 이렇게 하면 병변의 경계를 선명하게 인식할 수 있게 된다. 이어서 표면의 성상, 함요의 유무, 함요의 형태나 변연성상을 상세히 관찰한다. 일반적으로 병변을 원거리에서 관찰한 후, 필요에 따라 적절히 확대관찰하고 pit pattern 진단을 시행한다.

인디고카민 산포에 의한 확대관찰에서 pit pattern진단이 곤란하거나, 또는 V형 pit pattern을 보이는 병변에 대해서는 크리스탈바이올렛 염색을 사용한 색소확대관찰을 시행한다. 염색을 할 때는 점액제거를 충분히 시행한 후 non-traumatic catheter를 사용해 병변부분에 물방울을 떨어뜨리듯이 천천히 적하(滴下)한다. 병변이 pit 관찰에 적당한 정도로 염색되기까지는 1~2분 걸린다. 염색 후에는 인디고카민과 마찬가지로 원거리에서 근거리로 근접하면서 확대율을 서서히 높여서 상세한 pit pattern 진단을 시행해 나간다. 확대관찰을 함으로써 병변의 질적진단, 암이라면 심달도까지, 정밀도가 높은 진단을 시행하는 것이 가능하다.

## D. 육안형태 관찰-발육형태분류

관찰 시에 발견한 병변은 follow-up으로 충분할지, 내시경치료의 적응이 될지, 외과적절제가 필요할지 진단하지 않으면 안 된다. 따라서 병변의 질적진단, 암이라면 심달도진단이 필요하다. 그 때 종양의 직경, 통상관찰소견, 확대관찰소견(pit pattern, NBI관찰)과 더불어, 육안형태에서 그 병변이 어떤 발육진전을 거친 종양인지 고려하는 것이 중요하다.

Adenoma-carcinoma sequence(폴립암화 sequence) 가설이 주류였던 시대에는 융기된 폴립을 절제하면 된다고 생각했지만, 발육이 빠른 함요형종양이 발견되면서 *de novo*(직접암이 발생한다) 학설이 대장암의 main route로서 주목받고 있다.[2) ]「대장암취급규약」에 따른 육안형태는 종양의 발육진전을 고려하지 않은 외관상의 형태에 따라 분류되어 있다. 그래서 각각의 육안형태로부터 치료방침을 도출하기가 어렵다. 우리는 adenoma-carcinoma sequence를 따라 발육한다고 여겨지는 융기형과 평탄형에, *de novo*암이라고 여겨지는 함요형을 추가한 발육형태분류(그림 5)를 사용하고 있다. 융기형과 평탄형이 비교적 서서히 발육하는 데 반해, 함요형은 종양 직경이 작은 시기에도 점막하층으로 침윤해서 5mm의 작은 병변에서도 SM암으로 확인되어 외과적절제의 적응이 되기도 한다. 발육진전을 가미한 발육형태분류의 이해는 적절한 치료방침 결정에 극히 유용하다.

융기형은 Is, Isp, Ip, 평탄형은 IIa, IIa+dep, LST[4)], 함요형은 IIc, IIc+IIa, IIa+IIc, Is+IIc로 분류된다. 평탄형 IIa+dep은 일견 중앙이 함요된 듯이 보이지만 발육이 느린 선종이며, 명료하게 단차(段差, 높이 차이)가 있는 함요국면을 가진 IIc(*de novo*암)과는 전혀 다른 병변이다. 또한 Is+IIc는 전체적으로 융기되어 있지만 인디고카민을 산포하면 변연에 단차를 동반한 함요국면이 인식되며, 병리학적으로는 SM심부침윤암(深部浸潤癌)이다. 이것은 IIa+IIc의 암이 점막하층으로 침윤함에 따라 함요의 내부가 융기된 것이라 여겨져서, 그 발육진전면에서 함요형으로 분류된다.

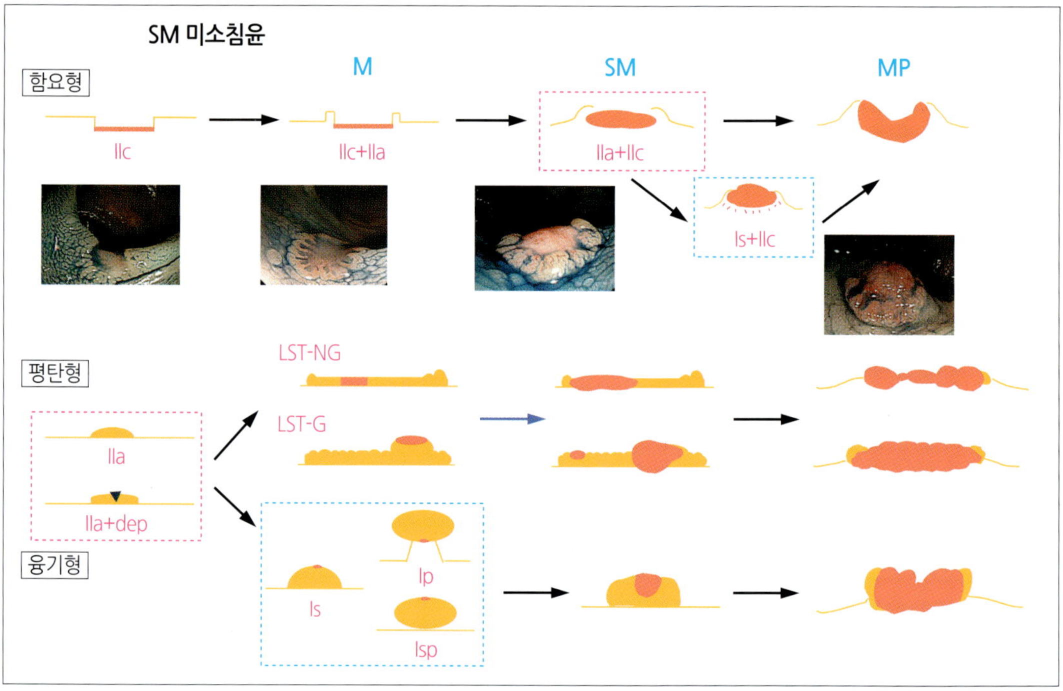


그림 5 대장암의 발육진전을 감안한 발육형태분류

COLUMN

**시·관·찰(視·觀·察)**

논어에서 공자는 인물을 평가하기 위해「시·관·찰(視·觀·察)」3단계의「보는」행위를 통해, 그 행위를 있는 그대로 볼 필요성을 말하고 있다.

「子日, 視其所以, 觀其所由, 察其所安, 人焉瘦哉, 人焉瘦哉」

「그 인물의 행동을 보고(視), 그 동기를 보고(觀), 그 욕구를 보면(察), 어떤 사람인지 본성을 알 수 있는 법이다.」

대장내시경으로 병변을 시(視)한다. 확대내시경으로 표면구조를 관(觀)한다. 이제는 초확대내시경으로 세포나 핵까지도 관(觀)하는 것이 가능해 졌다. 내시경의사인 우리는 무엇을 찰(察)해야 할지 생각해 보길 바란다.

## E. 색소확대관찰-pit pattern 진단

### 1) pit pattern 진단의 기본

pit pattern 분류는 정확한 질적·심달도 진단에 근거한 치료방침 결정에 대단히 유용해서, 불필요한 생검이나 내시경치료를 회피할 수 있다. 대장 pit pattern 진단의 해석은 1960년대에 시작되어 1980년대 말에 거의 현재의 분류가 되었다. 1993년 확대전자 내시경 CF-200Z가 등장하여 생체 내 pit 관찰이 가능해지자 pit pattern분류는 서서히 보급되기 시작했다. 대장의 pit

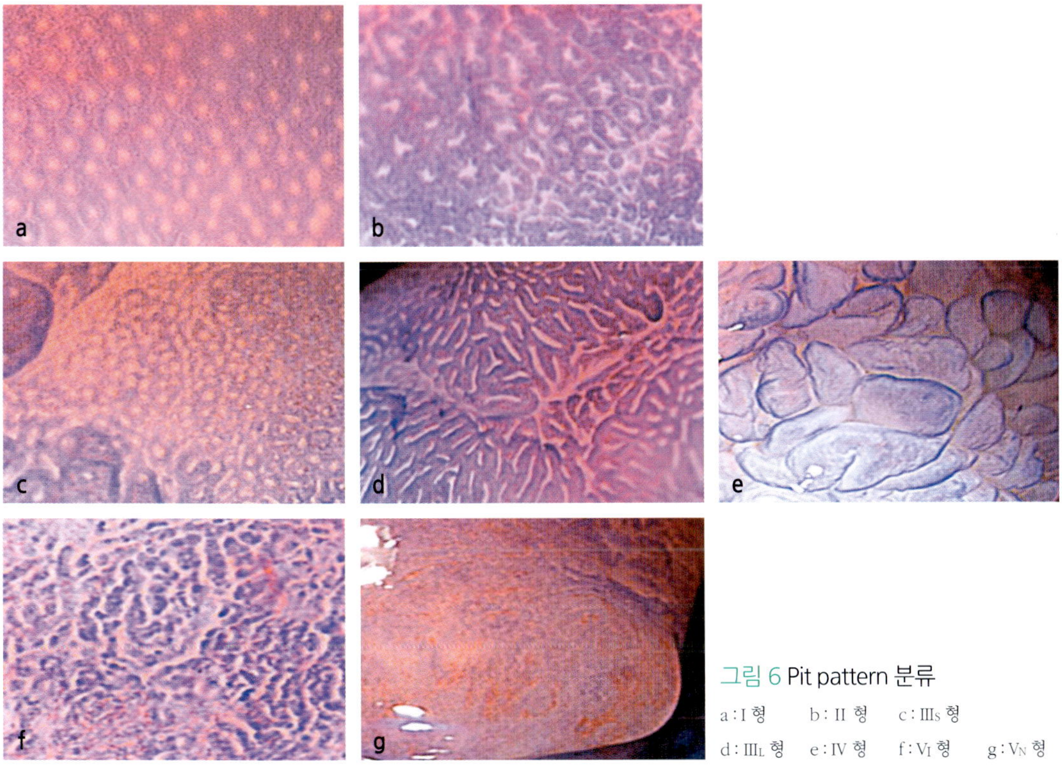


그림 6 Pit pattern 분류

a : I 형　b : II 형　c : IIIs 형
d : IIIL 형　e : IV 형　f : VI 형　g : VN 형

pattern분류는 Kudo 분류가 가장 많이 사용되며, I · II · IIIL · IIIs · IV · V형의 6가지로 분류된 Kudo's classification은 이제 전세계적으로 사용되고 있다(그림 6).

정상점막은 일반적으로 원형으로 관찰된다(I형 pit). 점막조직이 과형성되면 조직학적으로는 톱니모양 구조이지만 수평단에서는 별모양으로 관찰된다(II형 pit: Asteroid). 종양성 병변에서는 선관개구부의 형태가 시험관처럼 가늘고 긴 형태, 또는 작은 원형에 가까운 형태로 관찰된다. 가늘고 긴 변화는 관상형(管狀型) pit이라고 표현된다(IIIL형 pit: Tubular or round pit that is larger than the normal). 전층성으로 발육하는 짧은 단일선관구조를 가진 것은 작은 원형 pit을 나타낸다(IIIs형 pit: Tubular or round pit that is smaller than the normal). IV형 pit은 IIIL형에 가깝지만 명백히 분지를 가진 나뭇가지 모양의 IVb형(b; branch)과 융모상의 IVv형(v; villous)으로 아분류된다. 상피가 융모상으로 증식하면 선관개구부를 분명히 알 수 없게 되어, 표면에서는 융모와 융모 사이의 간극(분엽구)가 관찰된다. 이것이 뇌이랑 모양(gyrus-like)을 보이는 IVv형 pit pattern이다. V형도 VI형(I; irregular)과 VN 형(N; non-structure)으로 아분류된다. 점막 내 암선관이 증식하면, 선관과 선관의 융합 등 구조 이상이 일어나 pit 배열의 흐트러짐·크기의 대소부동(大小不同), 좌우비대칭 등의 변화가 출현해 pit이 불규칙적으로 된다(VI형 pit). 더욱 점막하층 심부로 암이 침윤하면, 점막층의 구조가 파괴되어 점막하층의 암이 표면에 노출된다. 그로 인해 간질반응(desmoplastic reaction)이 일어나 표면에서는 pit가 관찰되지 않는 무구조영역이 된다(VN형 pit).

2001년 4월~2011년 6월에 본원에서 확대관찰 후에 절제된 대장종양성병변 14,594 병변을 대상으로 한 pit pattern 분류와 그 병리조직을 대비하였다(표 1). 실제로는 국소 위치나 병변의 넓이, 육안형태, 통상의 관찰소견도 종합하여 치료방침을 결정하지만, pit pattern 진단에 따른 치료방침을 대략적으로 기술하면 아래와 같다.

**Pit pattern 진단에 의한 치료방침**

- II 형 pit을 보이는 과형성성 폴립은 일반적으로 치료의 대상이 되지 않는다.
- III~V형은 종양성 pit pattern으로 치료의 대상이 될 수 있다. 하지만 $III_L$형은 관상선종의 기본적인 pit이어서, 직경이 작은 대부분은 대단히 서서히 발육하기 때문에 follow-up이 가능하다.
- $III_S$형은 *de novo*암인 $IIc$에 특징적인 pit pattern으로 기본적으로는 내시경치료의 적응이 된다. 하지만, 함요형종양이기 때문에 신중한 취급이 요구된다.
- IV형도 내시경치료의 적응이 되지만, 종종 V형에 동반된 SM암이 있는 점에 주의해서 관찰할 필요가 있다.
- V형 pit pattern을 보이는 병변은 림프절 전이의 리스크를 염두에 두고 M암, SM미소침윤암으로 진단되면 내시경적치료의 적응이며, SM심부침윤암으로 진단된 경우는 외과적절제의 적응이다.

| pit pattern | adenoma(dysplasia) | | cancer | | total |
|---|---|---|---|---|---|
| | low grade | high grade | M | SM | |
| $III_L$ | 8,323 (83.4%) | 1,126 (11.3%) | 533 (5.3%) | 0 | 9,982 |
| IV | 1,456 (47.4%) | 768 (25.0%) | 738 (24.0%) | 108 (3.5%) | 3,070 |
| $III_S$ | 69 (58.9%) | 16 (13.7%) | 30 (25.6%) | 2 (1.7%) | 117 |
| $V_I$ | 90 (8.1%) | 117 (10.5%) | 504 (45.1%) | 406 (36.2%) | 1,117 |
| $V_N$ | 0 | 0 | 16 (5.2%) | 292 (94.8%) | 308 |

표 1 색소확대내시경에 따른 pit pattern 진단과 병리조직의 대비

## 2) V형 pit pattern의 아분류

SM심부침윤암의 진단지표로서 V형 pit pattern의 아분류에 대한 최근의 동향을 이하에 상술(詳述)한다.

V형 pit pattern의 아분류는 시설에 따라 명칭이나 표현에 차이가 있어 혼란을 불러일으켰으나, V형 pit pattern의 아분류는 부정(不整, irregular), 무구조소견을 각각 $V_I$형, $V_N$형으로 하는 것으로 2001년 용어의 통일이 이루어졌다.[5] 그러나 $V_N$형 pit pattern이 SM침윤암의 지표라고 여겨졌음에도 그 진단기준이 시설에 따라 다르며, 초학자나 외국인이 이해하기 어렵다는 결점을 안고 있었다.

그래서 pit pattern의 특징적인 변화를 실증적으로 해명하면서 그 진단학적인 의의를 밝히고, 국제적으로도 통용될 범용 분류를 정하는 것을 목표로 2002년부터 후생노동성 암연구조성금에 의한 「대장종양성병변에 있어 선구구조(腺口構造)의 진단학적 의의 해명에 관한 연구」(쿠도반(班))가 설치되었다. 토론이나 설문조사를 통해서, $V_I$형, $V_N$형 pit pattern의 정의나 경계에 대해 시설 간에 미묘한 해석의 차이가 있음이 부각되었다. 완전한 무구조영역이 없더라도 pit의 형태를 구별할 수 없는 병변에는 SM심부침윤암이 많다는 사실이 잘 알려져 있기 때문에, 그 또한 일부의 기관(병원)에서는 $V_N$형으로 취급되어 왔다. 그러나 $V_N$형 - non-structure(무구조)라는 용어의 뉘앙스 차이로 인해, $V_N$형 pit pattern의 판정이 이해하기 어렵다는 지적을 받았다.

2004년 4월에 하코네(箱根)에서 pit pattern 심포지움이 개최되었다. 간편하며, 게다가 이해하기 쉽고, 또한 분류에 의미가 있으며(심달도진단 및 치료방침결정의 지침이 된다), 오랜 연구에 근거한 지견이 반영되는 것을 기본이념으로 해서, V형 pit pattern 정의의 통일화를 위해 다음과 같은 컨센서스가 도출되었다.[6]

**하코네 합의(Hakone consensus, 2004)**

① 부정선관구조(irregular duct structures)를 $V_I$형으로 한다.

② 명백히 무구조영역(area of apparent nonstructure)이 있는 것은 $V_N$형으로 한다.

③ invasive pattern, high grade irregularity, scratch sign은 SM임의 지표로서 별도로 표기해도 좋다.

이 「하코네 합의」에 의해 $V_I$형과 $V_N$형의 경계가 명료해지고, 종래의 해석과 비교해 이해하기 쉬운 분류가 성립하면서, 하코네 합의에 근거한 $V_N$형 pit pattern은 SM심부침윤암의 명확한 지표가 되었다.

그러나 그 결과로서 $V_I$형 pit pattern으로 진단되는 병변에 M암~SM심부침윤암까지가 넓게 포함 되었기 때문에, $V_I$형 pit pattern에 있어서 SM심부침윤을 시사하는 소견에 관해서 지견을 축적하게 되었다. 2005년 12월의 쿠도반 회의에서 하코네 합의의 연장선으로 $V_I$형 고도부정 pit을 SM심부침윤암 지표의 하나로 삼게 되었으며 구체적으로는 다음과 같이 정의되었다.[1,7,8]

**$V_I$형 고도부정(type $V_I$ high-grade)의 정의[9]**

· $V_I$ 형 고도부정 : 기존의 pit pattern이 파괴된 것(그림 7)

구체적으로는

· 내강협소(narrowed lumen)

· 변연부정(rough margins)

· 윤곽불명료(unclear boundaries)

· stromal area(표층피복상피)의 염색성 저하·소실

· scratch sign

이에 따라 $V_I$형 고도부정도 구체성을 띈 SM심부침윤암 지표의 하나가 되었다. 이 $V_I$ 형 고도부정과 $V_N$형이 정의됨으로써, pit pattern진단은 대장종양의 치료지침을 간편하게, 또한 명확하게 결정할 수 있는 룰(rule)이 되었다. 즉, $V_N$형을 확인한 경우에는 기본적으로 외과적절제를 선택하고, $V_I$ 형 고도부정에 있어서는 외과적절제를 염두에 두고 치료를 고려하며, $V_I$ 형 경도부정이나 III, IV형에 있어서는 내시경치료를 검토하게 된다.

$V_I$ 형 pit pattern으로 진단된 SM암에 있어서, $V_I$ 형 고도부정의 SM심부침윤암에 대한 진단특성을 표2에 제시한다. 이 진단특성을 발육형태분류에 기반한 육안형태별로 보면, 함요형 종양에서는 특이도가 대단히 높은 것이 알려져 있다. 따라서 융기형이나 평탄형 종양의 경우, $V_I$ 형 고도부정을 보이는 SM미소침윤암도 산발적으로 보이기 때문에 내시경치료를 선행하는 선택지가 성립된다.[10] 그러나 함요형 종양에서는 $V_I$ 형 고도부정을 보이는 병변의 대부분은 SM심부침윤암이므로, $V_N$형을 확인한 경우와 마찬가지로 외과적절제를 고려해야 한다.

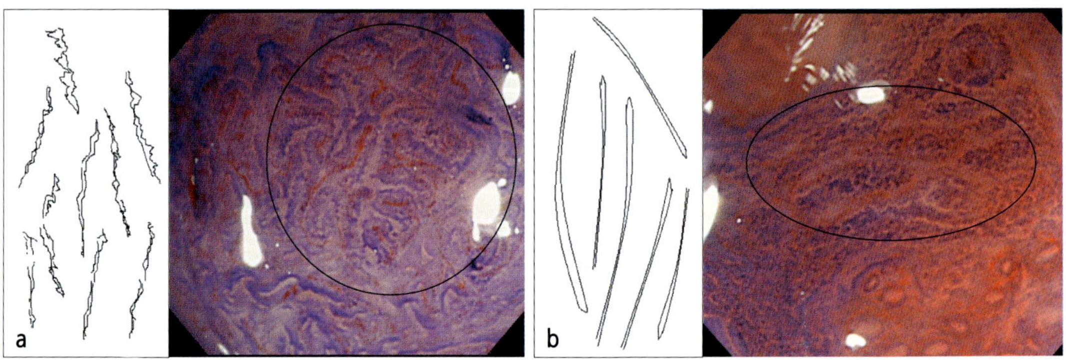


그림 7 VI 고도부정(高度不整)

a. 변연부정 b. 내강협소

| | SM 심부침윤(SM massive : SMm) sm1c~3 | SM미소침윤(SM slight: SMs) sm1a~1b |
|---|---|---|
| $V_I$ 고도부정 | 146 | 21 |
| $V_I$ 경도부정 | 53 | 65 |

표2 $V_I$ 형 고도부정 SM 심부침윤암에 있어서의 진단특성

sensitivity: 73.4%, specificity: 75.6%, positive predictive value: 87.4%

negative predictive value: 55.1%, overall accuracy: 74.0%, likelihood ratio, LR(+): 3.0

## F. NBI 확대관찰 - vascular pattern 진단

NBI(Narrow Band Imaging)은 점막조직이나 혈중 헤모글로빈의 광학특성에 최적화한 분광대역이 좁은 광원(narrow spectral band, 협대역광(狹帶域光))을 사용함으로써 점막표층의 모세혈관을 강조표시하는 기능이다. NBI관찰 모드에서 내시경 관찰광원의 분광특성을 협대역특성으로 변경하면 모세혈관의 관찰이 가능하게 된다. 대장종양에서는 정상점막에 비해 표면의 모세혈관이 확장되고, 이형도가 높아져서 구경부동(口徑不同, 역주- 혈관의 직경(calibre)이 불균일함)이나 주행이상을 확인할 수 있다. 그래서 NBI 관찰하에서는 종양성병변을 brownish area로 인식할 수 있다. 또한 NBI 확대관찰을 시행하면 더욱 명료하게 표면의 혈관소견을 파악할 수 있다. NBI는 색소관찰에 비해 준비가 불필요하며, 또 스위치 하나로 화면을 얻을 수 있기 때문에 대단히 간편하다. NBI가 내시경 관찰광원의 분광특성을 협대역으로 변경하여 화상을 얻는 데 반해, 같은 화상강조내시경에서도 FICE(Flexible spectal-imaging color enhancement)는 디지털 파장을 임의로 설정함으로써 표면구조나 모세혈관을 진단하기 쉽게 처리하여 화상을 얻는 기술이다. FICE는 원거리상에서도 밝고 자유로운 묘출파장 모드를 설정할 수 있지만, 실제 관찰화상에서는 NBI에 비해 해상도가 떨어지는 경향이 있다. 본원에서는 NBI 확대관찰에서 얻어진 소견을 병변의 형태나 조직형별로 정리하여, NBI 확대소견을 기술하기 위한 용어로 사용하고 있다. 본원에서 사용하고 있는 vascular pattern에 대하여 아래에 해설한다(그림 8).[11)]

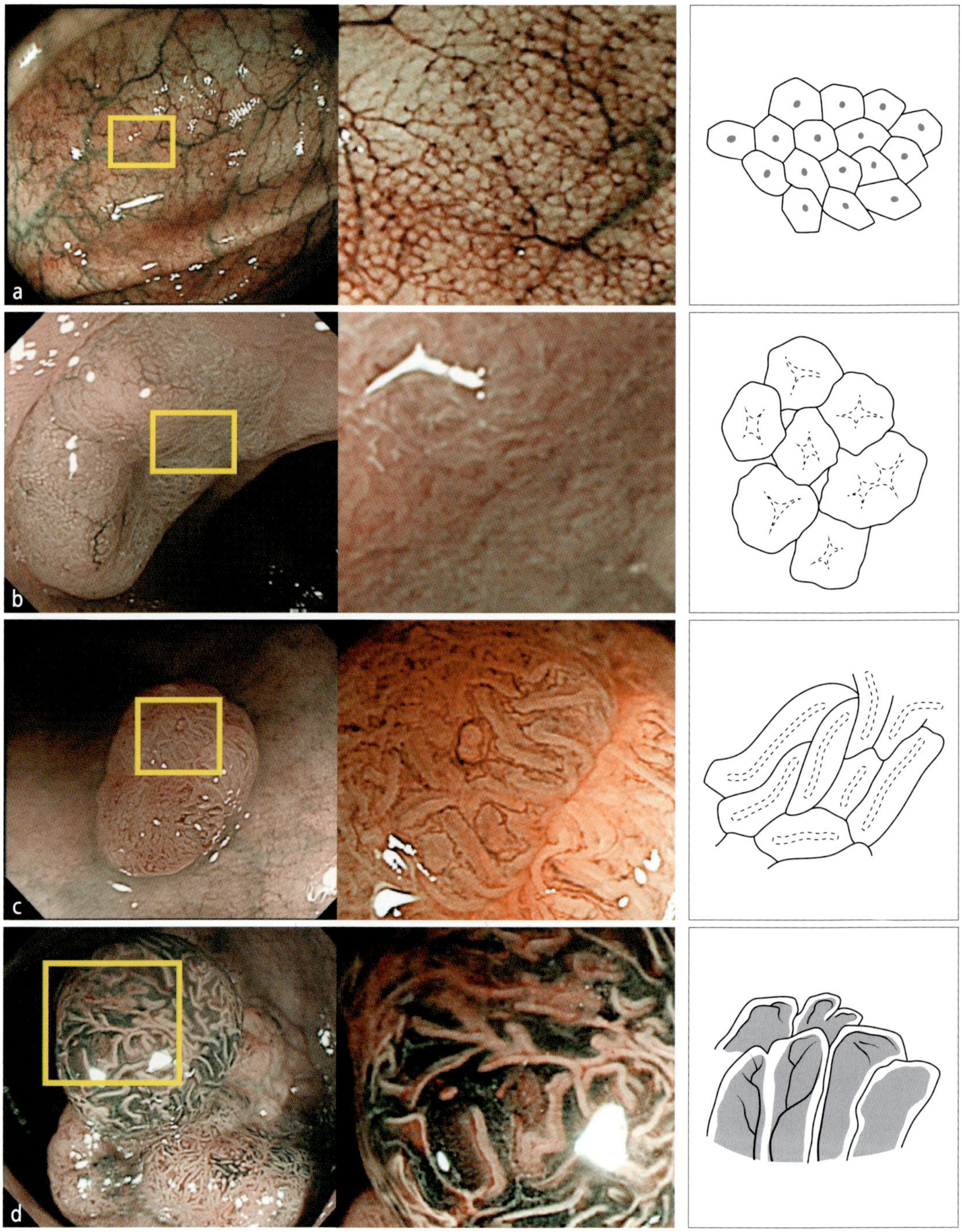

그림 8 NBI 확대관찰에 의한 vascular pattern classification(다음 페이지로 이어짐)

a : normal pattern. 정상선관을 둘러싸는 듯한 정연한 그물눈 모양의 혈관이 관찰된다.

b : faint pattern. 혈관이 알아보기 곤란하며 주행을 명료하게 따라갈 수 없다.

c : network pattern. 굵기가 가지런한 혈관이 네트워크 모양으로 타원형의 선관개구부를 둘러싸고 있다.

d : dense pattern. 혈관밀도가 낮아져 있으며, 피복상피가 진하게 충혈된 듯이 관찰된다.

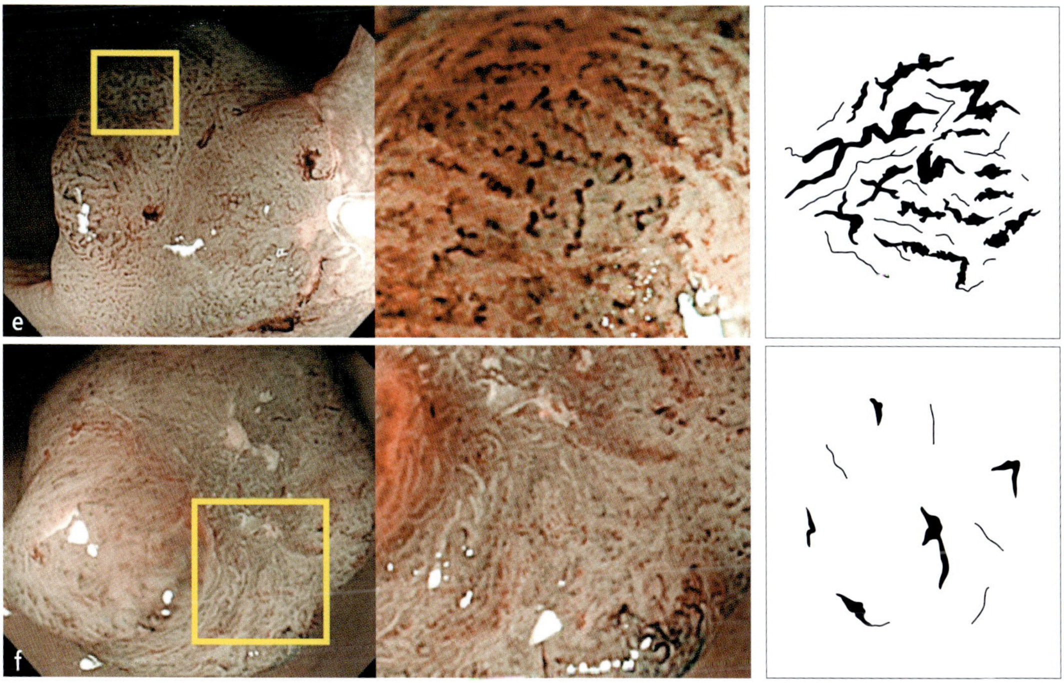


그림 8 NBI 확대관찰에 의한 vascular pattern classification(이어서)

e : irregular pattern. 굵기가 일정하지 않은 혈관들이 구불구불하게 사행하며, 도중에 끊어지고 있다.

f : sparse pattern. 혈관밀도가 낮아져 있으며, 알아볼 수 있는 혈관도 구경부동이나 주행부정을 보인다.

COLUMN

## 이런 때는 어떻게 해야 할까? part 6

**Q** 수술 후 환자의 삽입법 · 관찰법에서 주의할 점은?

**A** 복부수술의 과거력이 있는 경우, 생리적 굴곡부에 더해 유착에 의한 굴곡이 예상된다. 특히 비뇨기과·부인과 수술에서는 하복부, 골반 내 유착이 일어나기 쉬워서, S상결장 삽입 시의 난이도·합병증의 가능성도 높아진다. 그러나 기본은 동일한 축유지단축법이며, 손을 사용한 압박이나 체위변환을 반복하면서 보통의 경우보다 더 조심스러운 삽입을 유념한다. 도저히 굴곡을 넘어갈 수 없는 경우나 통증을 호소하는 경우에는 더 가는 세경내시경으로 바꾸거나, 진정제 투여 등도 고려한다. 그러나 통증이 너무 심한 경우에는 천공 등의 위험신호로 받아들여, 상급의로 교대하거나 중지를 선택하는 용기도 필요하다. 관찰 시에도 기본은 동일하며 신중한 조작으로 관찰해야 하는 것을 유념해야 하지만, 유착 등으로 인해 보통과는 다른 굴곡이 사각(死角)이 되는 경우가 있다. 시야를 확보하기 위해서도 체위변환을 이용하거나, 주름 뒷면을 관찰할 때는 겸자나 선단 어태치먼트를 사용하는 것도 유용하다.

정상 대장점막에서는 모세혈관이 정상선관을 둘러싸듯이 주행하여 벌집모양(蜂巢狀)을 보인다(normal pattern). 과형성폴립에서는 혈관망이 불명료하여 알아보기 곤란하다(faint pattern). 관상선종에서는 굵기가 가지런한 혈관이 네트워크 모양으로 타원형의 선관개구부를 둘러싸고 있다(network pattern). 관상융모상선종 및 융모선종 같은 큰 융기형이나 LST에 많다. NBI 확대관찰을 시행하면, 혈관이 굵게 밀집되어 있고 피복상피가 진하게 충혈되어 있는 듯이 관찰된다(dense pattern). 고배율 확대하면 굵은 1개의 혈관이 아니라 복수 혈관이 얽혀있는 것이 관찰된다. 고이형도선종, M암의 NBI소견은 network 및 dense pattern과 거의 같은 소견이 보이지만, 특히 SM심부침윤암에서는 침윤부에 일치하여 크기가 일정하지 않고 구불구불하게 사행(蛇行)이 심하며, 중간에 끊긴듯하게 연속성을 추적하기 어려운 혈관이 관찰된다(irregular pattern). 함요성병변에서는 변연의 혈관소견과 비교해 함요국면의 혈관이 드문드문하게 되는 경향이 있고, 특히 함요형 SM 침윤암에서는 그런 경향이 더 현저하다(sparse pattern). 혈관이 드문 영역을 고배율 확대하면 하나하나의 혈관은 직경이 불균일하며(구경부동) 주행도 불규칙적이다. 평탄형(IIa병변이나 LST)의 고도이형성 선종이나 암의 NBI소견은 결절혼재형(結節混在型, LST-G nodular mixed type)처럼 융기부분에서 이형도가 강한 것은 irregular pattern, 위함요형(僞陷凹型, LST-NG pseudo-depressed type)에서는 sparse pattern을 보인다. sparse pattern은 함요형이나 LST-NG(PD)의 SM심부침윤암에 특징적이었지만, 그 외의 LST나 융기병변에서도 일부에 명확한 함요국면을 보이는 것에서는 그 함요부에서 sparse pattern을 나타낸다. NBI에 의한 irregular나 sparse pattern은 SM심부침윤암을 시사하는 소견으로 생각하고 있다.

이렇게 NBI확대관찰은 종양·비종양의 감별 및 질적진단이나 심달도 진단에 대단히 유용하다. 타기관에서도 NBI확대관찰에 의한 종양·비종양 감별의 유용성[12] 및 심달도진단에 대한 유용성[13-15]이 다수 보고되어 있다. 2006년 1월~2010년 6월 본원에서 확대관찰 후 절제된 4,976병변을 대상으로 한 vascular pattern분류와 그 병리조직의 대비를 표로 제시한다(표 3). NBI 확대관찰에서 faint pattern이라면 비종양으로 진단하여 경과관찰하고 있다. network, dense, irregular, sparse pattern이라면 종양성 병변으로 진단할 수 있기 때문에 더욱 상세한 질적진단을 시행하기 위해 색소확대관찰을 시행하고 있다. 이제까지의 본원 데이터에 의하면 암의 심달도

COLUMN

### 인종별 장의 길이

저자는 지금까지 세계 각지에서 대장내시경삽입 및 치료 라이브 데몬스트레이션을 시행해 왔다. 그 각각의 장소마다 실감하는 점은, 인종에 따라 장에는 큰 차이가 있다는 것이다. 구체적으로는 장의 길이, 장벽의 두께, 게실의 수 등이다. 프랑스인의 장이 짧은 것은 인상적이었지만, 일반적으로 미국-유럽인들의 장은 짧고, 벽이 두꺼우며, 게실이 많다. 한편 아시아인의 장은 길고, 벽이 얇으며, 게실이 적은 경향이 있다. 그것은 인종마다 유전자나 식습관의 차이에 의한 것 같다.

앞으로는 해외를 오가는 내시경의가 늘어날 것이다. 외국인에게 대장내시경을 시행할 때는 그 다양성을 겸허하게 받아들이고 임기응변으로 검사하길 바란다

진단에 관해서 irregular/sparse pattern을 SM심부침윤암의 지표로 한 경우, vascular pattern 진단은 pit pattern진단의 심달도진단능에 비해 감도는 높지만, 특이도·정확한 진단율이 다소 낮으며 심달도를 깊게 읽는 경향이 있었다.[16] 그런 이유로 irregular, sparse pattern을 보이는 병변은 크리스탈바이올렛 염색을 이용한 색소확대관찰을 시행하여, pit pattern을 상세히 평가해서 치료방침을 결정할 필요가 있다고 생각된다.

| vascular pattern | Pathological diagnosis | | | | | total |
|---|---|---|---|---|---|---|
| | hyperplastic polyp | adenoma | M | SMs | SMm | |
| faint | 132 | 63*1 | 2*2 | | | 197 |
| network | 22 | 3,099 | 460 | 46 | 11 | 3,638 |
| dense | 4 | 566 | 261 | 8 | 9 | 848 |
| irregular | | 5 | 56 | 6 | 92 | 159 |
| sparse | | | 16 | 8 | 110 | 134 |
| Total | 158 | 3,733 | 795 | 68 | 222 | 4,976 |

SMs : SM미소침윤, SMm : SM심부침윤, M : 점막내암

*1 : 47례는 serrated adenoma, *2 : serrated adenoma의 암화

표 3 NBI 확대관찰에 의한 vascular pattern 진단과 병리조직의 대비

## G. 확대내시경관찰의 실제

**1) 통상관찰 :** 공기량을 조절하여 공기변형의 유무, 또한 미세한 요철부정, 발적이나 백반 등의 유무를 확인한다. 그 때 병변 내의 가장 주목할 부분을 확실히 하는 것이 중요하다.

**2) NBI 관찰 :** 확대해서 vascular pattern의 평가를 시행한다. 명백한 선종이라면 NBI만으로도 질적진단이 가능하지만, 표면에 요철부정이 있는 병변이나 irregular pattern 또는 sparse pattern을 보이는 병변에서 치료방침이 망설여질 때는 색소관찰을 시행한다.

**3) 색소산포 :** 0.2% 인디고카민을 산포하면, 병변의 경계, 함요 유무, 함요의 형태, 단차 등이 명료해진다.

**4) 확대관찰 :** 원거리에서 근거리로 서서히 확대배율을 올리며 관찰한다. 부정이 없는 pit pattern은 인디고카민 산포에 의한 확대관찰만으로 평가할 수 있다.

**5) 염색 :** 인디고카민 산포에 의한 콘트라스트법으로 pit pattern의 평가가 어려운 경우에는 0.05% 크리스탈바이올렛 염색을 시행한다.
염색 후에는 인디고카민 산포 시와 마찬가지로, 원거리에서 근거리로 접근하며 확대배율을 서서히 상승시켜 계획적으로 관찰한다.

이상과 같은 순서로 관찰을 시행함으로써, 전체상에서부터 vascular pattern이나 pit pattern에 이르기까지 병변을 상세히 관찰할 수 있게 된다(그림 9). 그러면 관찰해야 할 병변고유의 포인트를 파악하기 쉽게 되고 정확한 진단으로 이어진다. 또한 사진이 연속성을 갖게 되므로 후에 술자 이외의 제 3자가 검토할 때 객관성을 갖추게 되며 절제후 병리조직과의 1대1 대응도 용이하게 된다.

## H. 초확대내시경관찰-endocytoscopy

### 1) 초확대내시경의 개요

통상내시경, NBI색소확대내시경에 의한 진단학적 진보에 따라 대장병변의 질적진단, 심달도진단이 정교해지게 되었다. 색소확대내시경을 통해 병변표층의 구조이형 및 간질반응을 관찰할 수 있기 때문이다. 그러나 내시경진단의 정밀도가 얼마나 정확해지던, 최종적인 진단은 절제 후의 병리조직학적진단이다. 그렇지만 초확대내시경(endocytoscope)은 약 450배의 확대배율이 가능해서 병리조직을 채취하지 않고도 생체에서 병변 내 세포레벨까지 관찰하는 것이 가능하다. 초확대내시경을 이용함으로써 생체 내에서 질적진단이 가능한 시대가 도래하려 하고 있다.

우리가 사용하고 있는 일체형 초확대내시경(CF-Y0001 ; 그림 10)은 두께 13.6mm의 경도가변형(硬度可變型) 내시경이다. 줌 레버의 조작으로 통상관찰, 확대관찰, 그리고 버튼 조작으로 초확대관찰까지 시행할 수 있다. 초확대는 배율고정식으로, 확대 레벨은 450배, 화상의 취득심도(取得深度)는 50㎛이다. 초확대관찰은 표적점막에 내시경 선단을 가볍게 접촉시켜 시행한다. 또한 워터제트 기능이 구비되어 있어 풋스위치로 간단히 병변의 세정을 시행하는 것이 가능하다.

관찰방법은 통상관찰에서 병변에 부착되어 있는 점액이나 찌꺼기를 잘 세정하여 루틴 확대내시경검사를 시행한다. 그 후에 0.05% 크리스탈바이올렛 염색 및 1%메틸렌블루 염색을 시행한다. 염색 후에 1~2분 경과하면 크리스탈바이올렛에 의해 세포질이, 메틸렌블루에 의해 핵이 진하게 염색된다. 병변의 점액을 물로 씻고서, 병변에 endocytoscopy의 CCD를 접촉시켜 손잡이의 스위치를 전환하면 초확대관찰화상을 얻어 세포이형 및 핵이형을 관찰할 수 있다.

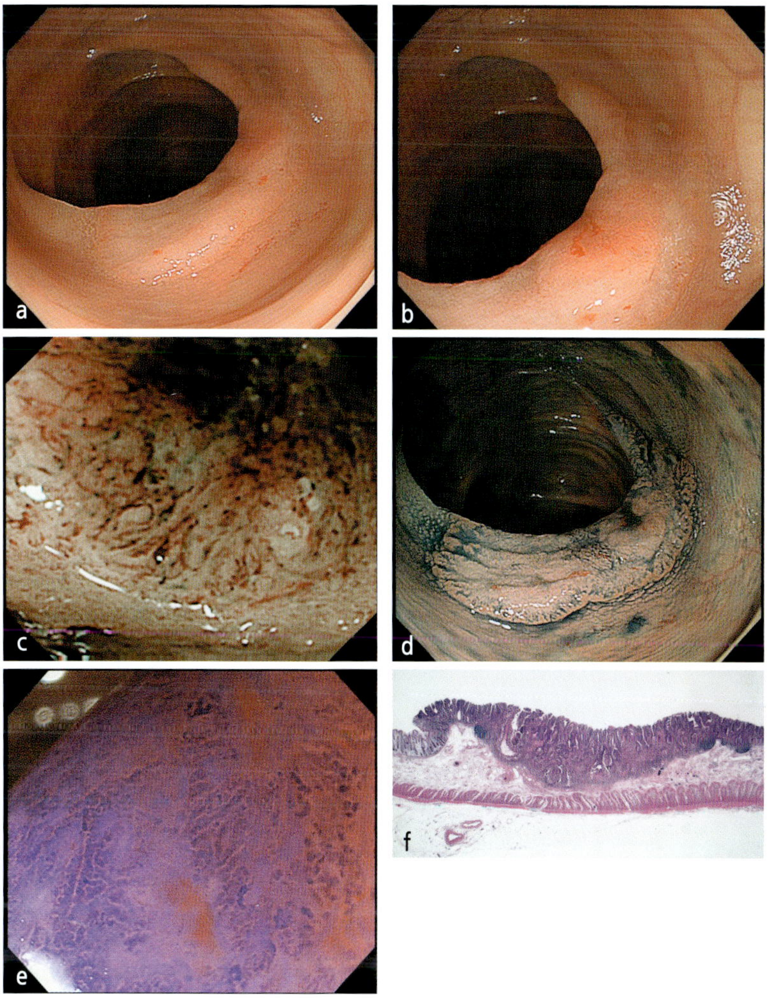

그림 9 횡행결장 laterally spreading tumor(LST) 40mm

a : 통상관찰. 횡행결장에 둘레의 약 1/3에 걸친 LST(non-granular type)을 확인하였다.

b : 통상근접상에서는 병변 내에 붉은 색조의 편평한 융기를 확인하였다.

c : NBI 확대관찰. 편평융기부는 irregular pattern을 나타냈다.

d : 인디고카민 산포 후. 병변과 정상점막의 경계, 표면의 성상이 더 분명하게 관찰되었다.

e : 크리스탈바이올렛 염색상. irregular pattern의 영역은 Vi 고도부정으로, SM심부침윤암으로 진단했다.

f : 병리조직표본

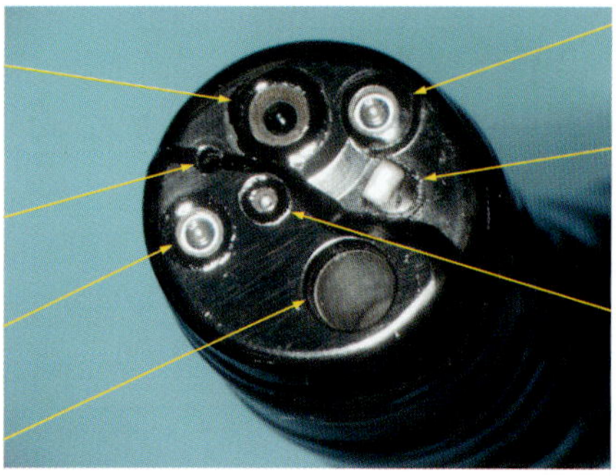

그림 10 일체형초확대내시경(CF-Y0001)

## 2) 초확대내시경에 의한 진단(EC 분류)

본원에서는 2005년 5월부터 초확대내시경을 사용하고 있으며, 관찰된 선강형태, 선강연, 상피세포핵의 형태 및 핵/세포질비(NC 비율)에 주목하여 초확대내시경 분류(Endocytoscopic Classification: EC 분류)를 사용하고 있다(그림 11).[17, 18] 정상점막에서는 작은 원형의 선강(腺腔, glandular lumen)이 명료하게 관찰되며, 선강연(腺腔緣)은 평활하고, 크기가 일정한 소형의 핵이 선강연 부근에 배열되어 있다(EC 1a). 과형성성 폴립이 되면 선강이 톱니모양으로 관찰되고, 점액과립이라고 생각되는 조그마한 과립이 세포질 내에 밀도 높게 존재한다(EC 1b). 선종~점막내암에서는 선강은 명료한 슬릿상이 되며, 선강연은 평활하고 핵은 경도로 종대되어 있지만 비교적 균일한 크기를 보인다. (EC 2, 그림 12) 명백한 암이 되면 선강은 부정형, 선강연은 거칠고, 둥그스름하게 종대된 핵이 충실성으로 관찰되거나, 부정형의 핵이 모인 덩어리와 덩어리 사이에 림프구 등의 염증세포라고 생각되는 작은 원형의 핵이 다수 존재하게 된다(EC 3b). 2005년 5월부터 2010년 6월까지의 EC 분류와 병리조직진단의 대비를 제시한다(표 4).

COLUMN

### 괴테의 명언

Johann Wolfgang von Goethe가 남긴 문장 중에, "Man sieht nur das, was man weiß."(You only see what you already know)가 있다. 모르는 것은 보이지 않는다는 의미로 이해할 수 있을 것이다. 오랜 기간 내시경진료에 종사하고 있으면서 IIc 병변의 발견 방법에 대해서 생각한 바는, 통상 관찰에서 미묘한 발적이나 함요로만 보일 뿐인 IIc 병변이 존재한다는 것을 모른다면 병변의 진단은 고사하고, 보는 것도 결코 불가능할 것이라는 점이다. 또한 검사 중에는 이 병변이 반드시 있을 것이라고 항상 유념해서 관찰하는 것이 중요하다. 사람은 자신이 보려고 하는 것을 발견하게 되는 것이다.

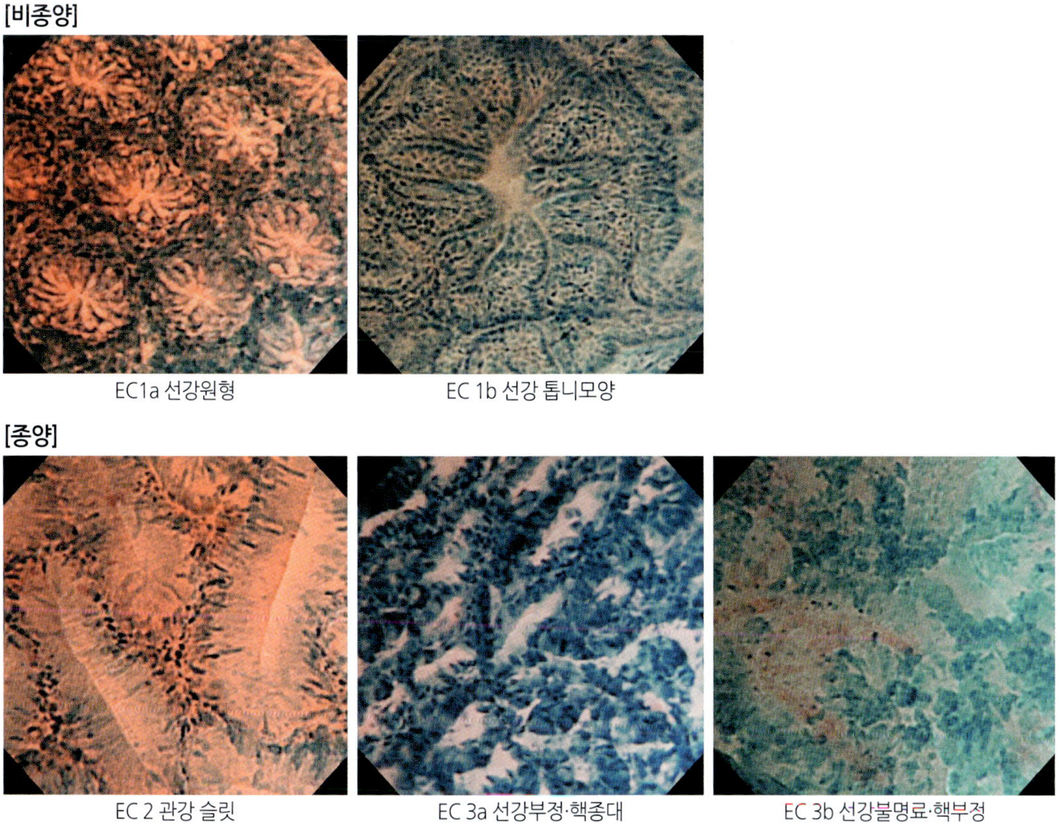


그림 11 초확대내시경에 의한 EC 분류

초확대내시경을 이용함으로써 대장종양성병변에 있어 optical biopsy(광학생검: 생검을 하지 않고 병리진단을 시행함)라고까지 할 수 있는 세포관찰을 시행할 수 있다. 지금까지의 데이터에 의하면 종양·비종양의 감별이나 질적진단이 가능하며, 표층의 병리조직상을 거의 정확하게 진단할 수 있다고 생각된다. 향후의 데이터를 집적함으로써 세포나 핵의 이형성으로부터 고이형도암, 저이형도암의 감별, 암의 분화도 진단까지 할 수 있을지도 검토 중이다. 그에 더해 초확대내시경은 병변 내를 주행하는 이형혈관의 굵기나 주행, 적혈구의 움직임까지도 관찰가능해서, NBI확대진단에서 논의되었던 혈관진단학에 있어서도 큰 공헌이 기대된다. 생체 내에서 세포이형, 핵이형까지 진단할 수 있는 초확대내시경은 대장종양의 본질에 육박하는 진단을 가능하게 하는 차세대 기법이다.

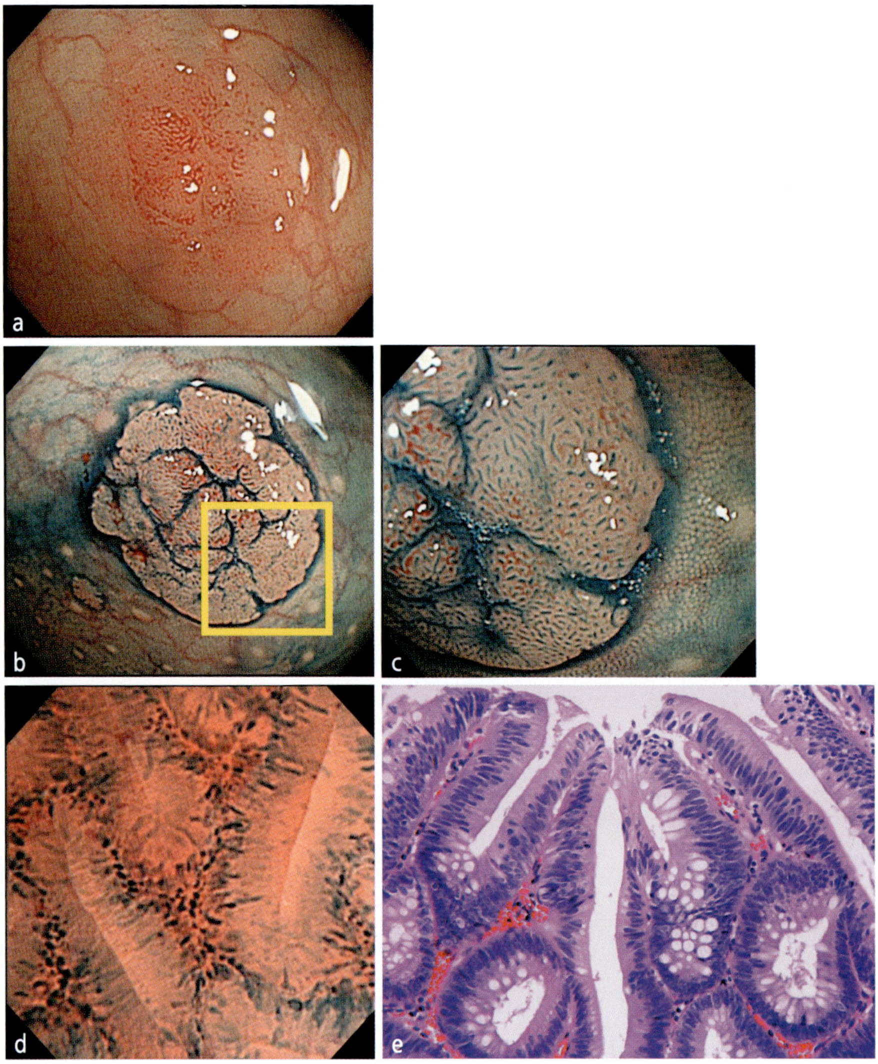


그림 12 IIa 10mm

a : 통상관찰. 중앙부에 경도의 발적을 동반한 평탄형 병변이 확인된다.

b : 인디고카민 산포상. 경계가 더 선명하게 관찰된다.

c : 확대관찰. $III_L$형 pit pattern이었다.

d : 초확대내시경소견. 선강은 명료한 슬릿상이며, 핵은 비교적 균일한 크기를 보이고 있다.

e : 병리조직표본(HE염색). Tubular adenoma였다.

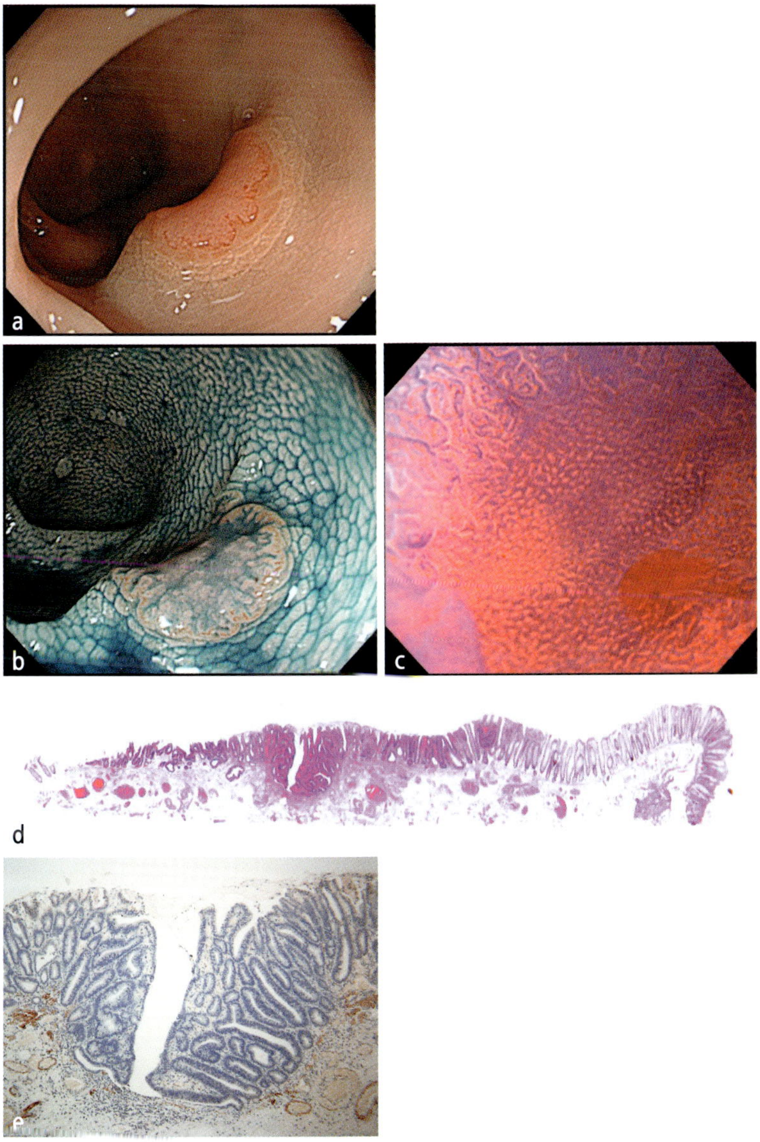


그림 13 S상결장 IIc+IIa 10mm (다음 페이지에 이어서)

a : 통상관찰. S상결장에 발적을 동반한 병변이 확인된다.

b : 인디고카민 산포상. 함요국면에 일치해 인디고카민이 고이는 것을 확인할 수 있으며, 육안형은 IIc+IIa로 진단할 수 있다.

c : 크리스탈바이올렛 염색확대상. 함요국면 내에 IIIs형 pit이 관찰된다. 점막내병변으로 진단하여 EMR을 시행하였다.

d : 병리조직표본(HE염색). adenocarcinoma(tub1), sm1a(pSM 300μm), ly0, v0, HM0, VM0였다.

e : 함요국면의 일부에서 점막근판이 도절되어 SM미소침윤이 확인되었다.

주석-negative horizontal & vertical margin, no lymphovascular infiltration

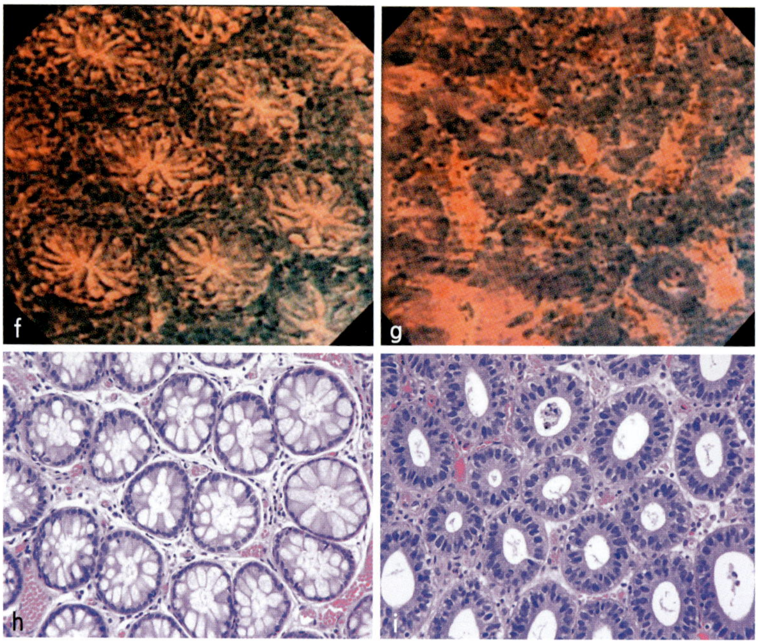

그림 13 S상결장 IIc+IIa 10mm (이어서)

f : 정상점막(주위점막)의 초확대내시경소견. 크기가 일정한 작은 핵이 선강 부근에 배열되어 있다(EC1a).

g : 함요국면의 초확대내시경소견. 선강은 일정하지 않고, 핵은 종대되어 있어 EC3a에 해당한다.

h : 정상점막의 수평단 병리조직상. 선강은 원형이며, 핵도 원형에 가깝다.

i : 수평단의 병리조직상. NC비가 높은 세포가 배열되어 있는 암의 소견이었다. 초확대내시경 쪽이 선강의 구조이형이나 핵이형의 부정(irregularity)이 심하며, 또한 선강 사이의 혈관도 더 분명히 관찰된다. 병리표본은 절제 후에 포름알데히드 처리에 의한 탈수로 인해 생체내 관찰에 비해 세포핵 형태가 다소 달라질 가능성이 제기되었다. 종양세포는 생체내에서 관찰하는 편이 악성도가 높게 판단될 가능성이 있다.

| Endocytoscopic Diagnosis | Pathological diagnosis | | | | | | Total |
|---|---|---|---|---|---|---|---|
| | Normal mucosa | Hyperplastic polyp | Adenoma | M | SMs | SMm | |
| EC 1a | 10 | | | | | | 10 |
| EC 1b | | 13 | | | | | 13 |
| EC 2 | | | 81 | 25 | 2 | 2 | 110 |
| EC 3a | | | 5 | 16 | 7 | 6 | 34 |
| EC 3b | | | | 1 | 1 | 71 | 73 |
| Total | 10 | 13 | 86 | 42 | 10 | 79 | 240 |

M : 점막내암, SMs : SM 미소침윤, SMm : SM 심부침윤

표4 EC 분류에 의한 초확대내시경진단과 병리조직의 대비

# VII. 대장종양성 병변의 내시경치료

## 1. 대장종양에 있어서 내시경치료의 적응

내시경치료는 전이가 없으며 점막하층까지 침윤한 병변에 대해 시행된다. 전이가 의심되는 증례나 근층보다 깊이 침윤하는 진행암에는 외과적절제를 선택한다는 것은 말할 것도 없다. 그래서 통상 및 확대내시경관찰에 의해 병변의 질적진단, 특히 암이라면 심달도진단을 시행하는 것이 중요하다.

임상에서 내시경치료와 외과적절제 사이에서 선택의 문제가 발생하는 것은 점막하층을 침윤했다고 생각되는 암(SM암), 또는 종양직경이 큰 LST(laterally spreading tumor; 측방발육형종양)인 경우이다.

1984년 우리가 제창한 sm침윤도분류[1]는 수직방향의 침윤뿐만 아니라, 수평방향 침윤의 너비를 중시하는 것이 특징이며(그림 1), 점막하층 1/3까지의 침윤이라도 수평방향으로 폭의 반이상에 걸친 침윤(sm1c)이 있으면 sm심부침윤(深部浸潤)으로 보고 있다. 본원에서 2001년 4월부터 2011년 9월까지 내시경치료 또는 외과적절제를 시행한 SM암은 712병변이었다. 그 중 497병변에 추가 장절제를 포함한 외과적절제가 시행되었다. 그 중 진행암 합병 등에 의한 19병변을 제외한 478병변 중, 50병변(10.5%)에서 림프절전이를 확인하였다. 표1은 SM암 712병변을 sm침윤도에 따라 분류하고, 각각에서 맥관침습 양성이었던 증례수를 표시한 것이다. 맥관침습은 sm1a/b에서도 드물게 확인되지만 sm1c보다 깊어지면 급속히 빈도가 증가한다. 림프절전이는 sm1a 병변의 1례에서 확인된 이외에는, 전례 sm1c 이상의 심부병변에서 확인되었다. 따라서 림프절전이는 대부분 SM심부침윤 암에서 발견되는 셈이 된다.

이는 확대내시경관찰을 통해 심달도진단을 시행하는 것이 얼마나 중요한가를 보여주는 것으로, pit pattern 항목에서 논한 바대로(p.116 참조), $V_N$형을 확인한 경우에는 기본적으로 외과적절제를 선택하며, $V_I$형 고도부정에 있어서는 외과적 절제를 염두에 둔 치료를 고려하고, $V_I$ 경도부정이나 III, IV형에 있어서는 내시경절제를 시행하는 것이 임상에서 가장 합리적이다. 실제로는 병변의 국소위치나 너비 등 통상의 관찰소견이나 임상적인 환자배경도 종합적으로 판단하여 치료방침을 결정해야 하지만, 발육진전을 가미한 육안형태(p.116의 그림 5 참조)와 pit pattern 진단에 의해 대장종양에 대한 치료방침을 그림 2에 제시한다.

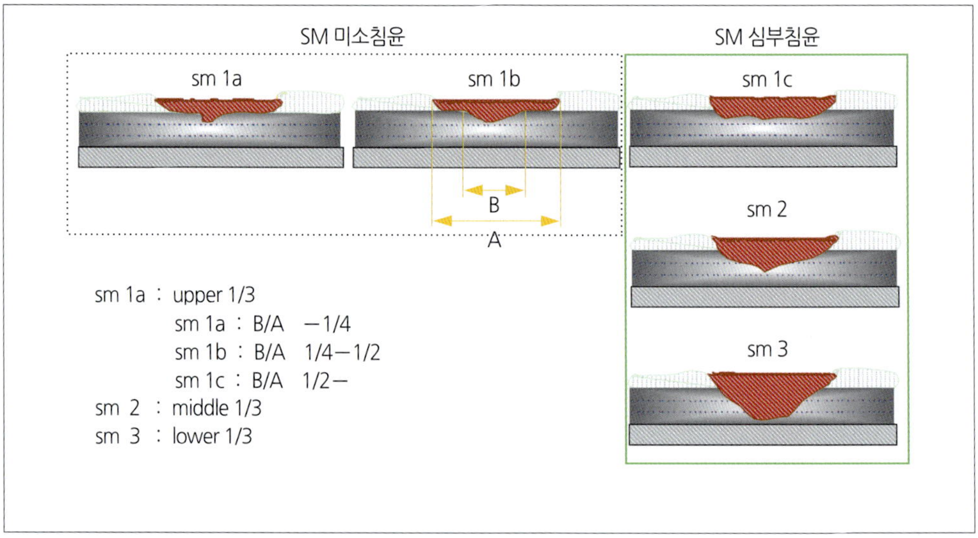


그림 1 sm 침윤도 분류

| | N | 맥관침습 | | N | 림프절전이 | |
|---|---|---|---|---|---|---|
| | | ly(+) | v(+) | | n1 | n2,3 |
| sm 1a | 168 | 14(8.3) | 7(4.2) | 32 | 0 | 1 |
| sm 1b | 22 | 5(22.7) | 2(9.1) | 8 | 0 | 0 |
| sm 1c | 65 | 23(35.4) | 14(21.5) | 54 | 7 | 0 |
| sm 2 | 306 | 142(46.4) | 109(35.6) | 240 | 23 | 3 |
| sm 3 | 151 | 50(33.1) | 46(30.5) | 144 | 13 | 3 |
| total | 712 | 234(32.9) | 178(25.0) | 478 | 43(9.0) | 7(1.5) |

( ) : %

표 1 sm침윤도분류와 맥관침습·림프절전이

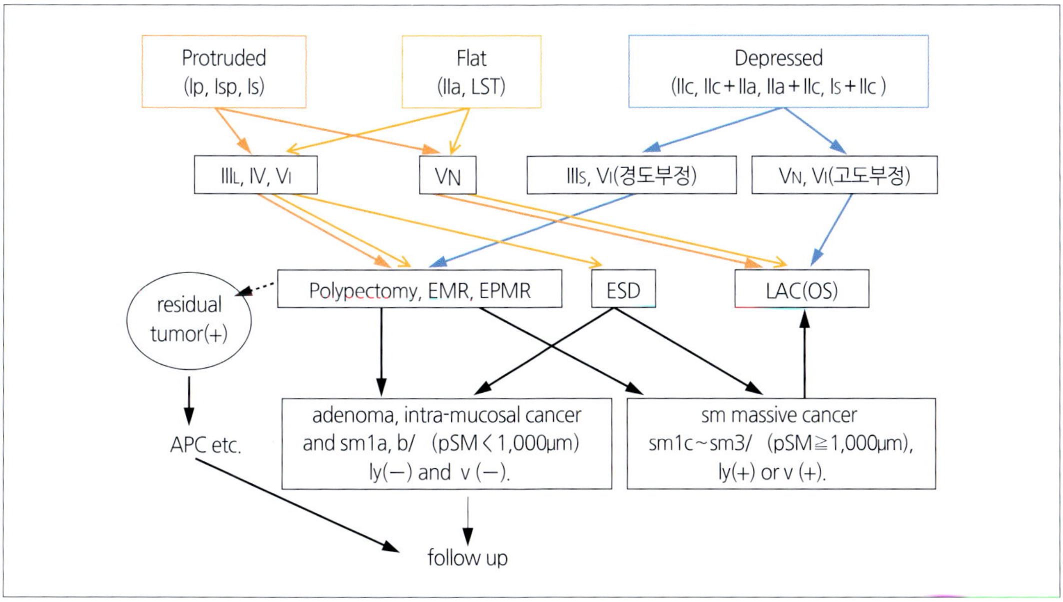


그림 2 발육형태분류와 pit pattern진단에 기초한 대장종양성병변의 치료방침[2)]

치료방침의 결정에는 우선 육안형태(발육형태 분류를 따른다)를 진단하는 것이 중요하며, 추가로 확대관찰에 의한 pit pattern진단을 시행함으로써 질적·양적진단(심달도진단)이 가능해진다.

EPMR: endoscopic piecemeal resection

LAC: laparoscopic-assisted colectomy

OS: open surgery

## 2. EMR·ESM의 적응

LST와 같이 폴립절제술로 일괄절제가 곤란한 경우에는 기본적으로 EMR(endoscopic mucosal resection)의 적응이 된다.[3)] 융기형(Ip·Isp)이나 5mm 이하의 병변은 국소주사를 하지 않아도 폴립절제술이 가능한 병변이 대부분이지만, Is나 LST는 종양직경이 커지면 스네어링(snaring)이 어려워지기 때문에 국소주사에 의한 병변거상이 필요하다. ESD(endoscopic submucosal dissection)은 현재 첨단치료로서 시행되고 있다.[4)] 적응병변은 「EMR로는 일괄절제가 곤란한 2cm이상의 크기, 또한 확대 또는 초음파내시경진단에 의한 충분한 술전평가에서 원칙적으로 근치가 기대되는 조기대장암이라고 생각되는 병변. 또한 선종이라도 EMR시의 점막하국소주사에 의한 병변의 거상이 불량한 병변이나 EMR로는 절제곤란한 1cm 이상의 EMR 후 잔류병변·재발병변도 포함한다」라고 되어있다. 따라서 ESD 적응병변의 다수는 LST라는 셈이 된다.

LST에는 4가지 아분류가 있으며 각각의 임상병리학적 특징이 다르기 때문에 본원에서는 아분류별(그림 3)로 내시경치료의 적응을 고려하고 있다. 표 2의 아분류별 SM침윤율을 제시한 바와 같이 LST-NG pseudodepressed type(PD; 위함요형(僞陷凹型))은 종양직경이 작아도 SM침윤율은 높으며 함요형 종양에 가까운 성질을 가진다. 또한 실제 치료에 있어서도 non lifting sign 양성인 경우가 대부분으로 ESD의 절대적응이다. 한편 LST-G homogeneous type(H ; 과립균일형)은 종양직경이 커도 SM침윤율은 낮으며, 대부분의 병변이 EMR의 적응이다. SM심부침윤암인 경우는 $V_I$형 고도부정 pit pattern을 동반하는 경우가 대부분으로 술전 진단이 가능하며, 그런 경우에는 진단적치료목적의 ESD 또는 복강경수술이 된다. LST-G nodular mixed type(M ; 결절혼재형)과 LST-NG flat elevated type(F ; 평탄융기형)은 종양직경이 커짐에 따라 SM암 비율이 높아진다. 이런 경우에는 결절이 큰 부위나 $V_I$형 pit pattern을 보이는 부위에서 SM침윤하고 있기 때문에 그 영역이 EMR로 일괄절제할 수 없는 경우에는 ESD의 상대적적응이 된다.

본원에서는 2003년 9월부터 ESD를 도입하였으며, 시술환경이 정비된 2009년부터는 적극적으로 시행하고 있다. 2012년 1월 시점에서 396례에 대해 시행하여 일괄절제율 95.7%(379/396), 천공율 2.7%(11/396)로 양호한 성적을 얻고 있다. 대장 ESD에서 내시경은 술전 정밀조사 시에 사용하는 확대내시경이 아니라, 송수기능이 있는 세경(細徑)내시경이다. 세경내시경의 이점은 선단경성부가 짧고, 굴곡각이 크다는 점이다. 그러나 가는 내시경은 심부결장에서 조작성에 문제가 있어 paradoxical movement를 보이기 쉽다. 따라서 축유지단축법에 의한 S상결장 및 횡행결장의 직선화가 특히 중요하다.

**과립형(granular type)**

과립균일형 : homogeneous type(Homo)

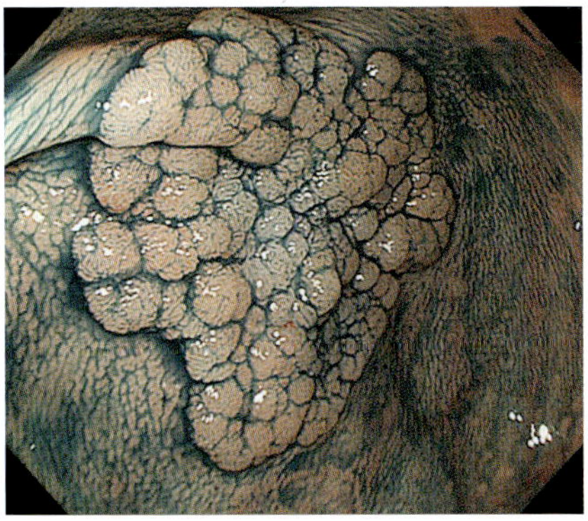

결절혼재형 : nodular mixed type(Mix)

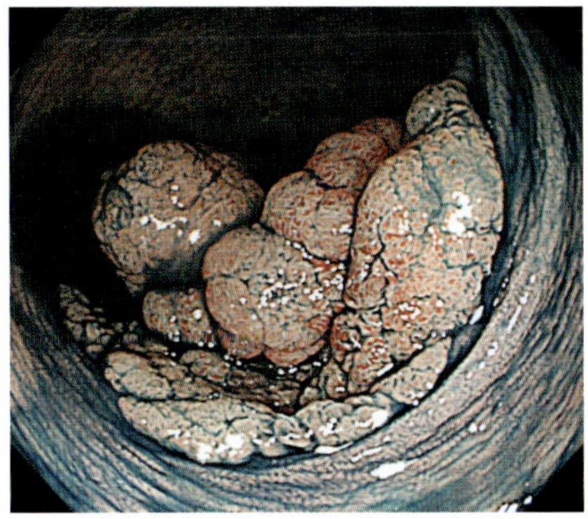

**비과립형(non-granular type)**

평탄융기형 : flat-elevated type(F)

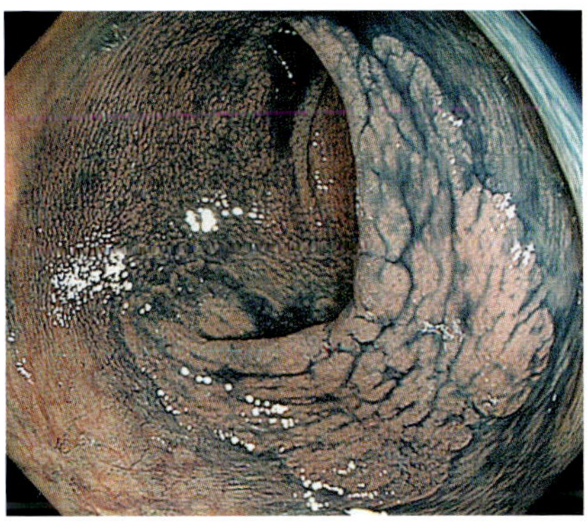

위함요형 : pseudo-depressed type(PD)

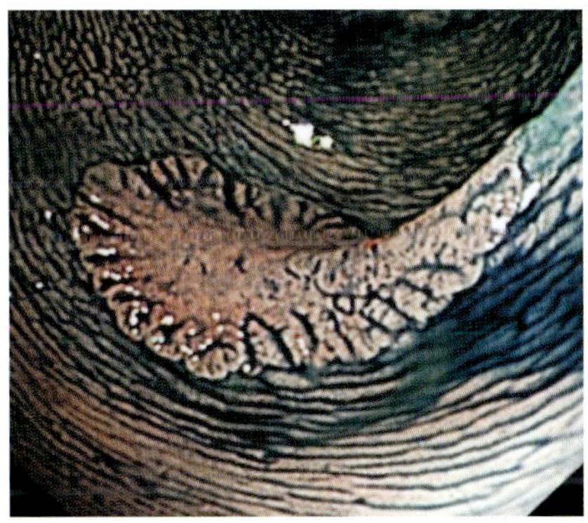

그림 3 LST의 아분류

| | | size(mm) 10~19 | 20~29 | 30~39 | 40~ | total |
|---|---|---|---|---|---|---|
| Granular type(LST-G) | | | | | | |
| 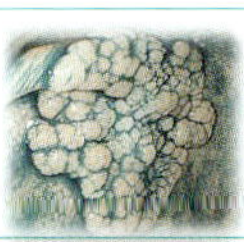 | Homogeneous (H) | 0/166<br>0% | 1/132<br>0.8% | 1/65<br>1.5% | 2/89<br>2.2% | 4/452<br>0.9% |
| 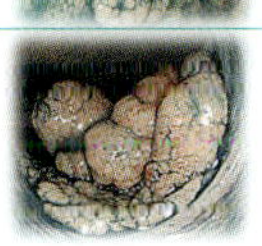 | Nodular mixed (M) | 5/44<br>11.4% | 13/75<br>17.3% | 12/54<br>22.2% | 27/105<br>25.7% | 57/278<br>20.5% |
| Non granular type(LST-NG) | | | | | | |
| 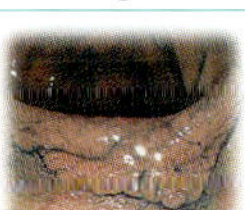 | Flat-elevated (F) | 22/396<br>5.6% | 24/176<br>13.6% | 8/60<br>13.3% | 12/33<br>36.4% | 66/665<br>9.9% |
| 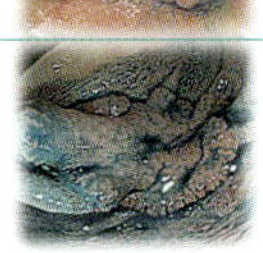 | Pseudo-depressed (PD) | 24/77<br>31.2% | 34/74<br>45.9% | 15/23<br>65.2% | 4/6<br>66.7% | 77/180<br>42.7% |

표 2 LST 아분류별 SM암의 비율

## 3. EMR·ESD 수기의 흐름

### A. 내시경치료를 시작하기 전에

EMR에서는 일반적인 내시경을 사용하는 경우가 많지만 ESD에서는 송수기능이 달린 세경 내시경을 사용한다. 송수기능이 있는 내시경을 사용하면 ESD후의 트리밍이 용이하며, 지혈 시에 시술 필드를 세정하면서 처치하는 것이 가능하게 된다. 또한 점막하층으로의 어프로치는 세경 내시경을 쓰는 편이 좁은 공간으로 들어가는 조작성이 좋다. 이 때 선단후드 장착은 필수이다.

치료시간이 길어질 때는 복부팽만감의 경감이 통증 조절, 장연동 억제로 이어지므로 $CO_2$송기를 하는 편이 좋다. 염산 페치딘 등의 마약성 진통제도 마찬가지라 할 수 있다. ESD의 고주파 장치는 ICC200, ICC350, VIO300D(Erbe), ESG-100(Olympus) 가운데 하나를 쓰는 편이 안전한 절개·박리·지혈을 시행할 수 있다.

### B. 전처치

장관세정을 확실히 하는 것은 치료를 쉽게 할 뿐만 아니라, 천공 후의 복막염 예방 면에서도 중요하다. 본원에서는 ESD 전일은 유동식으로 하고 있다.

### C. 처치기구에 대해서

EMR은 병변에 맞춰서 올가미(snare)를 선택한다. 큰 병변에 대해서는 Kudo's snare(파워스네어)가 유용하다(그림 4).

ESD를 시작하기 전에 반년 정도는 선진시설에서 연수하는 것이 바람직하다. ESD 나이프는 자신이 연수하고 있는 시설에서 사용하는 것으로 일단 확실히 숙련해야 한다. 최초에는 수기를 습득하는 것이 선결이며, 어느 정도 익숙하게 익힌 후에는 다양한 나이프를 사용하는 것이 바람직하다.

그림 5에서는 EMR의, 그림 6에서는 ESD의 실제 흐름을 각각 실었다.

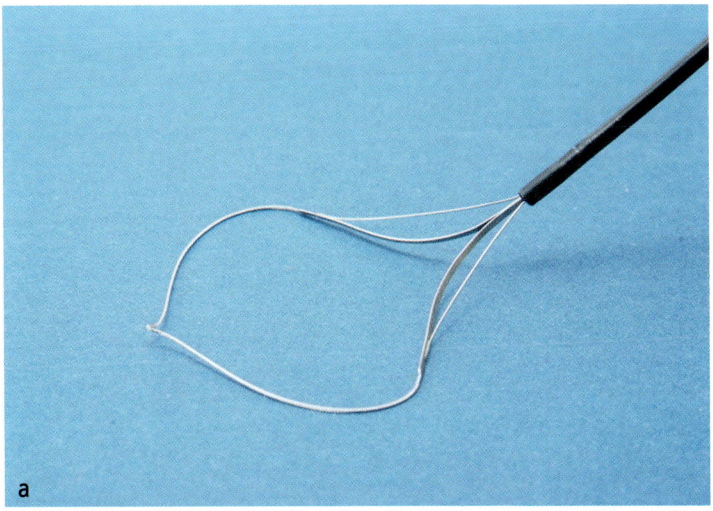

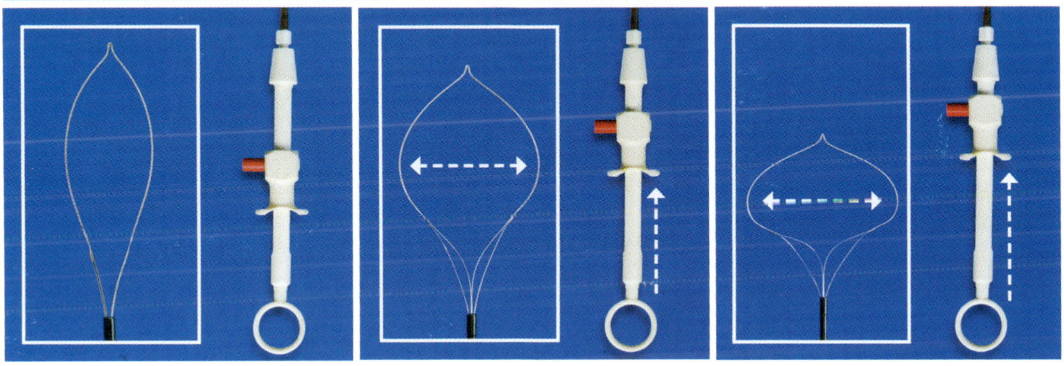

a b c d

그림 4 Kudo's snare(파워스네어)

가로축으로 스네어가 크게 전개되어 넓은 면적의 점막을 확실히 붙잡을 수 있다. 또한 손잡이의 핸들을 조작하여 루프의 지름을 조절할 수 있다.

COLUMN

**「CF를 잘 하게 되면, ESD 등 내시경치료처치도 비약적으로 잘 하게 된다(미묘한 왼손 쓰기, 미묘한 내시경 콘트롤).」**

CF(진단적 대장내시경)는 ESD에 있어 파이버콘트롤을 몸에 익힐 절호의 기회이다. 기본적으로 연성내시경이라는 것은 그저 단순한 관상구조라서, 동일목적부위에 도달하려고 한다면 업다운으로 토크를 걸든, 좌우 앵글로 가든 (도달한 후의) 외관상 형태는 거의 다르지 않을 것이다. 관찰화면상에 있어서도 화면만 돌려놓으면 같은 사진이 될 것이다. 그러나 결정적으로 다른 점은 겸자공과 병변의 위치관계이다. ESD에 있어서는 그 중요성이 현저히 느껴진다. 예를 들면 ESD에 있어서 주변절개, 점막하층박리 모두를 파이버컨트롤을 통해 목적하는 절개 라인나이프를 움직이지 않으면 안 된다. 이 작업은 토크와 앵글의 협조조작으로 시행하지만, 토크를 건 때에는 설정되어 있던 절개 라인에서 나이프가 벗어나는 일이 많아서 이 어긋남을 좌우 앵글로 조정하는 것이 가능하면 효율적이다. 이 조정은 머리로 하는 것이 아니라 손이 움직여 줄 필요가 있다. 평소의 대장내시경에서 Slalom 테크닉으로 바쁘게, 굴곡부를 클리어해야 할 때, 좌우앵글을 의식적으로 연습해 버릇하면 자연히 손을 잘 움직일 수 있게 될 것이며, 결과적으로 ESD를 위한 파이버 콘트롤도 좋아질 것이다.

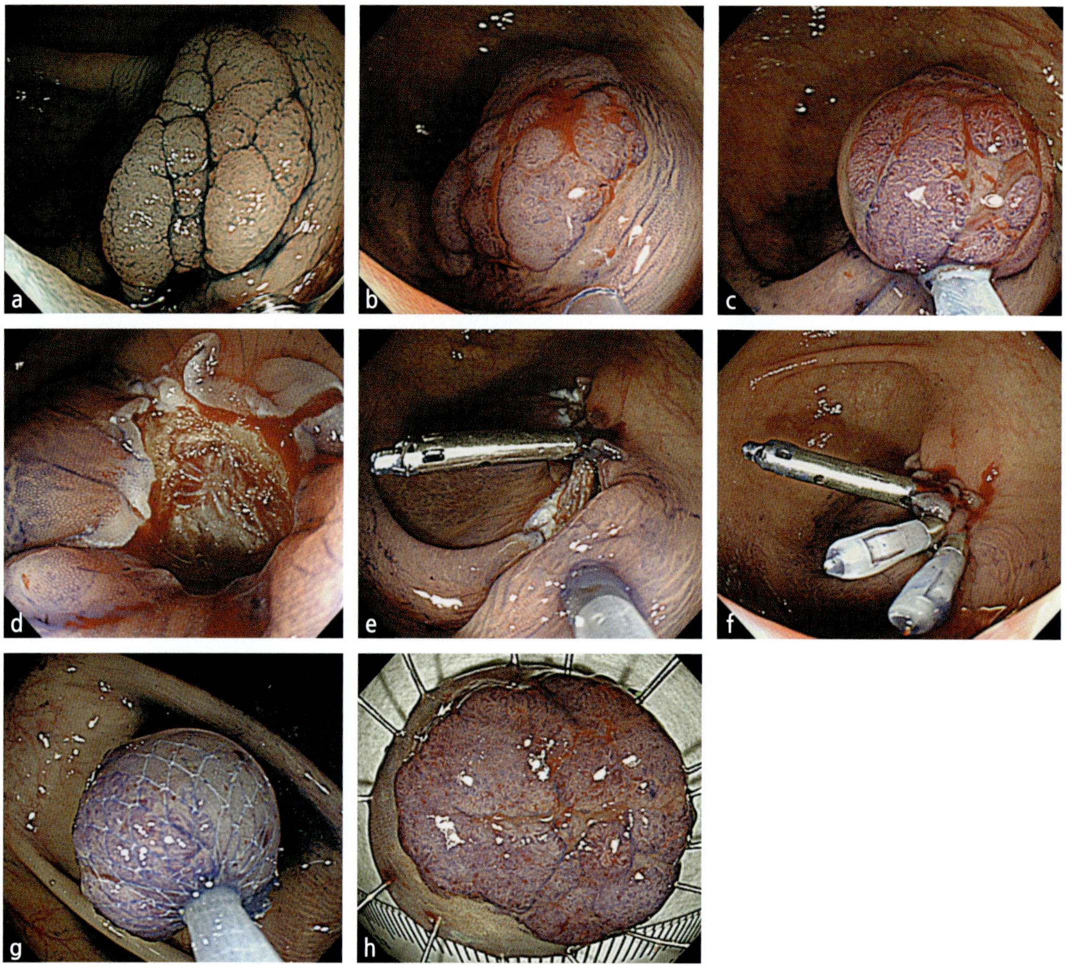

그림 5 EMR의 흐름

a : 인디고카민 색소를 산포하여 병변의 경계를 확인한다.

b : 전체가 항문측을 향하도록, 국소주사는 가급적 병변의 구측(口側)에 많이 주입하도록 한다. 직접 구측변연을 찌르거나 항문측에서도 바늘을 평행하게 찌르면 병변구측으로 국소주사가 가능하다. 다만 이 증례와 같이 맹장의 병변은 주사액이 구측으로 많이 들어가면, 주위 맹장벽이 방해가 되어서 스네어로 병변구측을 잡기 어렵게 되므로 주의가 필요하다.

c : 스네어링은 확실히 조인 후에 1mm정도 느슨하게 했다가 다시 조인다. 처음의 조임이 약하면 다시 조일 때 스네어가 미끄러져 버리므로 주의한다.

d : 응고파 통전을 확인하고 절개파로 절제한다. 통전시간을 짧게 하기 위해서 단단히 조여두는 것이 대단히 중요하다. 근층이 말려들까 걱정해서 느슨하게 조이면, 역으로 통전시간이 길어져 근층의 열변성을 초래하거나, 병변의 절제 마진을 잡기 힘들게 되므로 주의한다.

e, f : 궤양면이 넓을 때는 Resolution™ Clip(Boston Scientific)을 최초에 사용하고, 이후 EZ™ Clip®(Olympus)등으로 봉축한다.

g : 어태치먼트 사용시에는 흡인에 의한 회수가 가능하지만, 그렇지 않은 경우에는 항문으로 꺼내면서 검체가 찢어지지 않도록 회수용 네트를 사용한다.

h : 심달도를 정확히 평가하기 위해서는 점막근판을 근층과 평행하게 되도록 신전시킬 필요가 있다. 절제검체는 왜곡되지 않도록 수평으로 고무판에 편다.

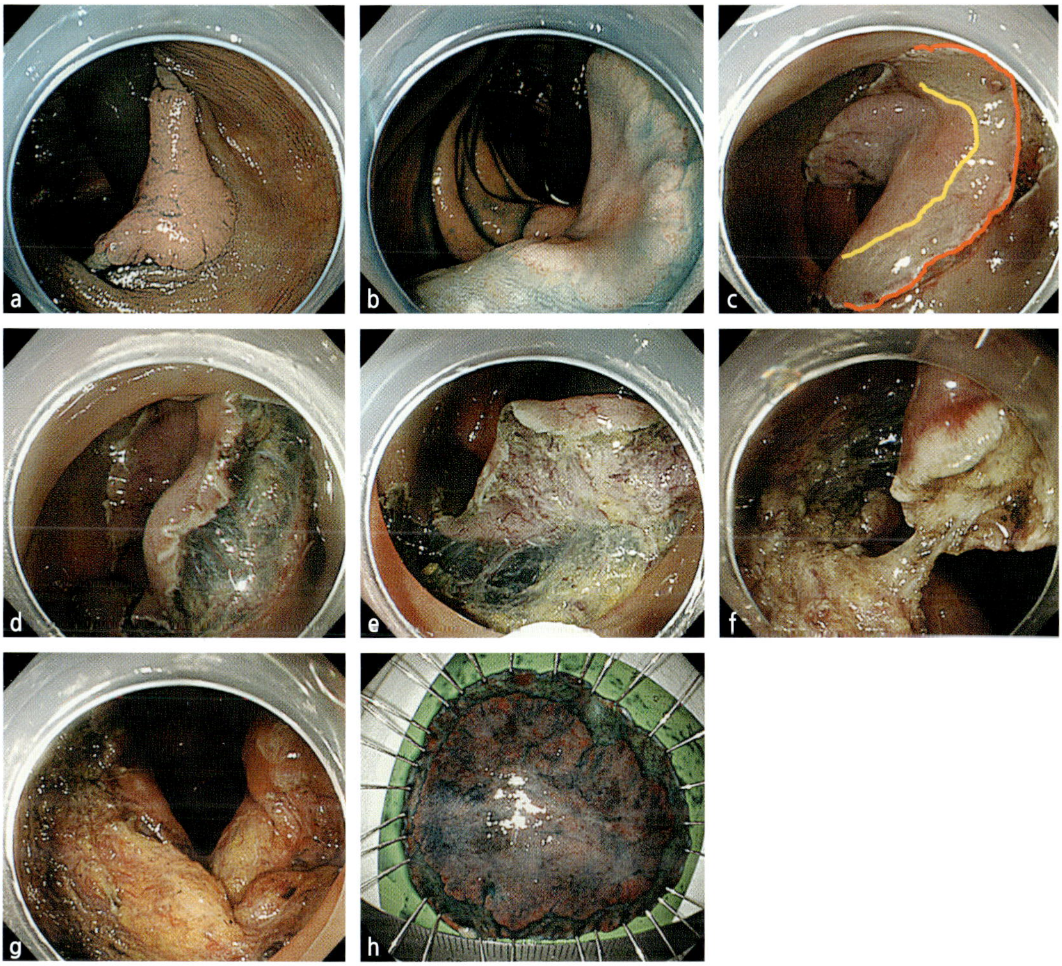


그림 6 ESD의 흐름

a : 인디고카민 색소를 산포하여 병변의 경계를 확인한다.

b : 대장은 점막이 얇아서 국소주사하면 바늘구멍이 찢어지므로 병변에서 5mm 정도 떨어져 국소주사한다. 국소주사액은 그리세린 또는 뮤코업(MucoUp®, Johnson & Johnson, 역주 - 히알유론산 제제)을 사용하고, ESD도입 초기에는 점막하층을 알아보기 쉽게 인디고카민을 섞는다.

c : 최초에는 둘레의 반 정도를 절개하여 그대로 점막의 직하를 들여다보듯이 점막하층을 박리해 간다. 그 때 절개 라인의 점막면에 열변성이 일어나므로(노란색 선), 수평단단(水平断端, horizontal margin)을 음성으로 하기 위해 병변에서 5mm 정도 떨어져서 절개한다(붉은색 선).

d : 박리하기 쉽게 적절히 국소주사를 시행한다. 관찰과는 달리 가능한 한 병변이 시야에서 수평이 되도록 시야를 만든다. 이것은 ESD 나이프를 근층에 대해 최대한 평행으로 움직이게 하기 위해서이다.

e : 어느 정도 박리가 진행되면 체위변환을 통해 병변이 중력방향으로 떨어지도록 하여 박리하기 쉬운 시야를 얻는다. 점막하층박리가 8할정도 진행된 시점에서 전체 둘레의 절개를 넣는다. 대장은 국소주사액이 달아나기 쉬워서, 처음부터 주위 전체에 절개를 넣으면 이후의 박리가 곤란해지는 일이 있기 때문이다.

f : 박리가 진행되면 병변의 가동성이 증가하기 때문에 어태치먼트에 병변을 얹어두는 듯한 이미지로 시야를 고정한다.

g : ESD 후의 궤양면. 이 증례는 점막하층에 지방성분이 많은 증례였다.

h : 심달도를 정확히 평가하기 위해서는 점막근판을 근층과 평행하게 되도록 신전시킬 필요가 있다.

## 4. SM암에서 내시경적절제 후 추가 장절제의 적응

침윤암인 대장 SM암에 대한 치료원칙은 림프절곽청을 동반한 장절제이다. SM암을 내시경적으로 절제한 경우, 림프절전이의 리스크를 고려해서 추가 장절제의 적응이 되는지 판단하지 않으면 안 된다. 본원에서 2001년 4월부터 2011년 9월까지 외과적절제를 시행했던 SM암 478례(진행암 합병례를 제외) 중 50례(10.5%)에서 동시성 림프절 전이를 확인했다. 이 림프절 전이율은 어느 시설에서나 대략 10%전후이다. 고유근층(muscularis propria)를 침범한 MP암의 림프절 전이율이 30%대라는 점을 고려하면, 단순히 90%가 over surgery된다고 생각할 수는 없지만, 림프절전이가 없는 다수의 SM암이 수술받고 있다는 것도 사실이다. 현 시점에서 수술전에 림프절 전이를 확실히 진단하는 것은 불가능하기 때문에, 절제표본에서 림프절 전이의 유무를 어느 정도 적절히 예측할 수 있는지가 중요한 문제이다. SM암에 대한 림프절곽청술을 동반한 추가 장절제술의 적응기준의 문제점과 향후의 전망에 대해 아래에 개략적으로 논한다.

### A. SM침윤거리 계측의 문제점

현행 대장암치료 가이드라인(2010년판)에서는 내시경치료 후에 추가적인 외과치료의 적응기준은 표3과 같이 정해져 있다. 본원에서 외과적절제된 SM암 478례의 검토에서는 맥관침습, 선진부의 조직형 muc/por, tumor budding Grade 2,3, 저분화포소(低分化胞巣, cancer cluster without gland structure composed of ≧ 5 cancer cells)는 림프절 전이의 유의한 위험인자였다(표 4). 한편 침윤거리 1,000㎛ 미만인 4증례에도 림프절 전이를 확인했기에, SM침윤거리 1,000㎛는 림프절전이의 유의한 위험인자로 인정되지 않았다(표 5).

COLUMN

**「1mm 조작」의 중요성 - 어느 연수생의 회상 -**

「어떻게 해야 깔끔한 EMR이나 ESD를 할 수 있게 되는지」 어느 윗선생님께 여쭤본 적이 있다. 「삽입 시에도, 관찰 시에도 1mm의 조작에 집중하세요. 그렇게 하면 치료도 저절로 잘 되게 될 겁니다. 선생님은 아직 1cm 수준이랄까.」그 날부터 1mm의 조작에 집중한 삽입과 관찰의 나날이 시작되었다. 관찰시간도 길어졌지만 그 말씀을 믿고 1mm의 조작에 집중해 나갔다. 그로부터 1년 정도 지난 어느 날, 그 윗선생님께서 "대충 1mm 조작이 가능하게 된 것 같으니, 이 폴립을 치료해보세요."라고 하셨다. 이제는 대장 ESD를 시행하는 단계까지 step up했지만, 그 「1mm의 조작」이 지금의 나를 받쳐주고 있다.

· 수직단단(垂直断端, VM; vertical margin) 양성인 경우는 외과적절제가 바람직하다.

· 절제표본의 조직학적 검사에서 다음 인자 가운데 하나라도 해당이 있으면, 추가치료로 림프절곽청술을 동반한 장절제를 고려한다.

(1) SM침윤도 1,000㎛ 이상

(2) 맥관침습 양성

(3) 저분화선암, 인환세포암(signet ring cell carcinoma), 점액암

(4) 침윤선진부의 족출(budding) Grade 2/3

대장암연구회(편) : 대장암치료 가이드라인
의사용 2010년판. 金原출판, 2010에서

표 3 내시경적절제 후 추가치료의 적응기준

| | 림프절 전이 | | |
|---|---|---|---|
| | 양성 | 음성 | p value |
| budding Grade 2, 3 / 1 | 25/25 | 104/318 | <0.01 |
| 맥관침습 +/- 46/4 | 220/208 | <0.01 | |
| 선진부 muc, por +/- | 15/35 | 66/353 | <0.05 |
| 저분화포소 +/- | 6/42 | 19/394 | <0.05 |
| DR +/- 19/25 | 133/246 | 0.72 | |

표 4 병리학적 인자와 림프절 전이의 관계

| | 림프절 전이 | | |
|---|---|---|---|
| | n1 | n2 | n3 |
| <1,000㎛(n=50) | 3 | 1 | 0 |
| ≥1,000㎛(n=417) | 40 | 5 | 1 |
| 림프절 전이율 | <1,000㎛ : 8.0%<br>≥1,000㎛ : 11.0% | | N.S |

표 5 SM침윤거리와 림프절 전이의 관계

SM침윤도를 수직방향의 침윤거리로 집약하는 발상은, 암이 수직방향으로 깊게 침윤하면 림프절 전이율이 증가한다는 생각에 의존한다고 생각된다. 그러나 실제 검토에서는, SM침윤거리 1,000㎛ 미만과 그 이상은 맥관침습과 족출(budding) 출현율에 유의한 차이를 보이지만, 침습거리가 깊어져도 림프절 전이율이 증가하는 경향은 확인할 수 없었다. 즉, 수직방향의 침윤거리를 병리학적인자와 같은 암의 생물학적 악성도 지표로 삼기에는 무리가 있다고 생각된다.

또한 SM침윤거리에 대해서는 측정기준선에 관한 문제점도 지적되고 있다. 가이드라인의

사이드 메모에는 SM침윤거리의 실측방법으로서, 점막근판(MM, muscularis mucosae)의 주행이 동정 또는 추정가능한 증례는 점막근판의 하연에서 측정하고 주행을 추정·동정할 수 없는, 즉 점막근판에 「변형」이 있는 경우에는 병변표층에서부터 측정한다고 되어 있다. 또한 「변형된 점막근판을 기점으로 하면, SM침윤거리를 과소평가할 가능성이 있으며, 점막근판주위에 desmoplastic reaction을 동반하는 것은 변형이 있는 것으로 판정한다」고 보충설명하고 있다. 그러나 한편으로는, 「변형의 판정이 항상 용이하지는 않다」라고도 기재되어 있다. 본원에서 점막근판을 추정할 수 없다고 여겨져 SM침습거리를 병변표층에서부터 계측한 310병변은, 전례에서 침습거리가 1,000μm 이상이었다. 이 병변들은 가이드라인을 따르면, 전례가 「추가 장절제를 고려한다」에 해당되어 버린다. 즉 점막근판에 「변형」이 있는지 없는지의 판단은 계측거리와 직결되어서, 그 후의 치료방침에도 큰 영향을 미치게 된다. 그렇지만 절제표본에 있어서 점막근판의 「변형」 유무를 판단해서 침윤거리를 어디서부터 측정할 것인가 판단하는 일은 증례에 따라서는 대단히 곤란한 경우도 있어 병리전문의 사이에서도 의견이 일치되지 않는 경우도 종종 있다.

여기서 하나의 증례를 제시한다. 타 병원에서 S상결장에 지름 7mm의 융기성병변을 확인해 EMR을 시행, 추가적 장절제의 적응을 판단하기 위해 본원에서 수진하게 되었다. 그림 7a는 절제된 병변의 내시경상으로, 일부에서 강한 발적을 동반한 융기성 병변이 확인된다. 절제검체의 병리상을 그림 7b에, 그 확대상을 그림 7c에 제시한다. 변연부에서는 adenoma가 확인되지만 중심부에서는 고도이형을 보이며 점막근판을 넘어 SM층에 침윤하고 있다. 면역염색 결과, 그림 7c의 점원부에서 림프관 내에 점액과 함께 극히 소수의 carcinoma cell을 확인하였다(그림 7d, e). 림프관침습 양성으로 진단되어 추가적 장절제가 시행되었다. 국소적인 잔류병변은 확인할 수 없었지만, 림프절 전이를 확인했다. 최종병리진단은 Well differentiated adenocarcinoma with adenoma, sm1c, ly1, v0, n1(1/4)였다. SM침습도에 대해서는 sm침습도분류(그림 1)를 따르면 sm1c이다. SM침습거리에 대해서는 점막근판을 상정하여 800μm로 계측(그림 7f)되었지만, 현행의 가이드라인을 따르면 여러가지로 의견이 나누어질지도 모르겠다.

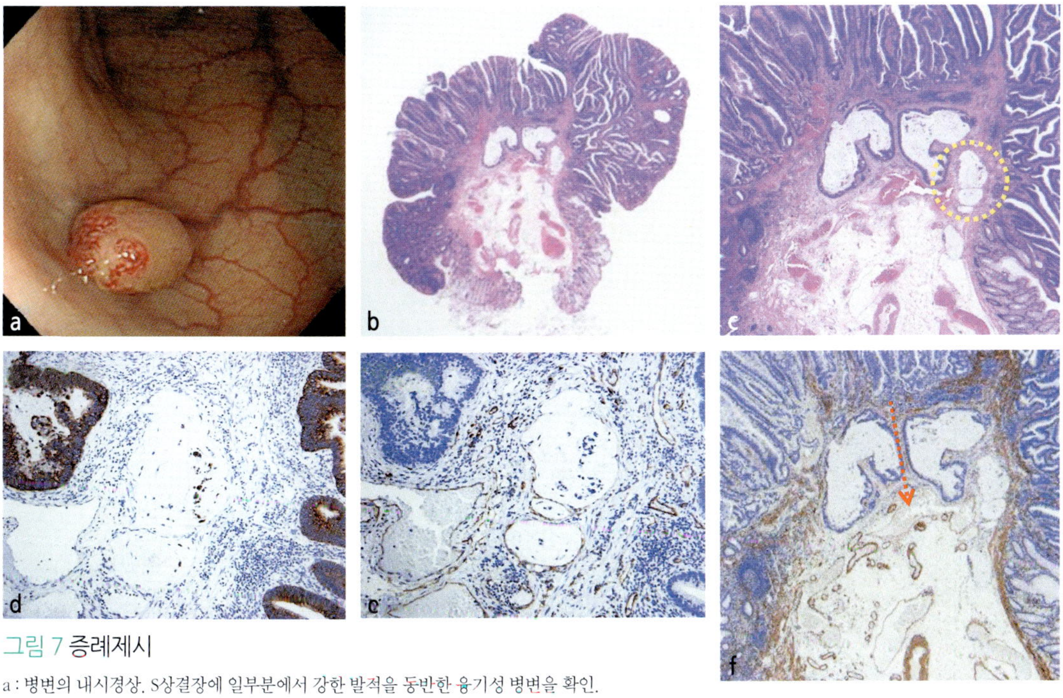


그림 7 증례제시

a : 병변의 내시경상. S상결장에 일부분에서 강한 발적을 동반한 융기성 병변을 확인.

b : 절제검체의 병리조직상

c : b의 침윤부 확대상. 이형세포는 점막근판을 넘어서 SM층에 침윤하고 있다.

d : c 점선원 부위의 면역염색상(keratin). 종양세포를 확인할 수 있다.

e : c 점선원 부위의 면역염색상(CD34). 림프관벽을 확인할 수 있다.

f : c의 면역염색(SMA)상. 점선은 계측한 침윤거리를 나타낸다.

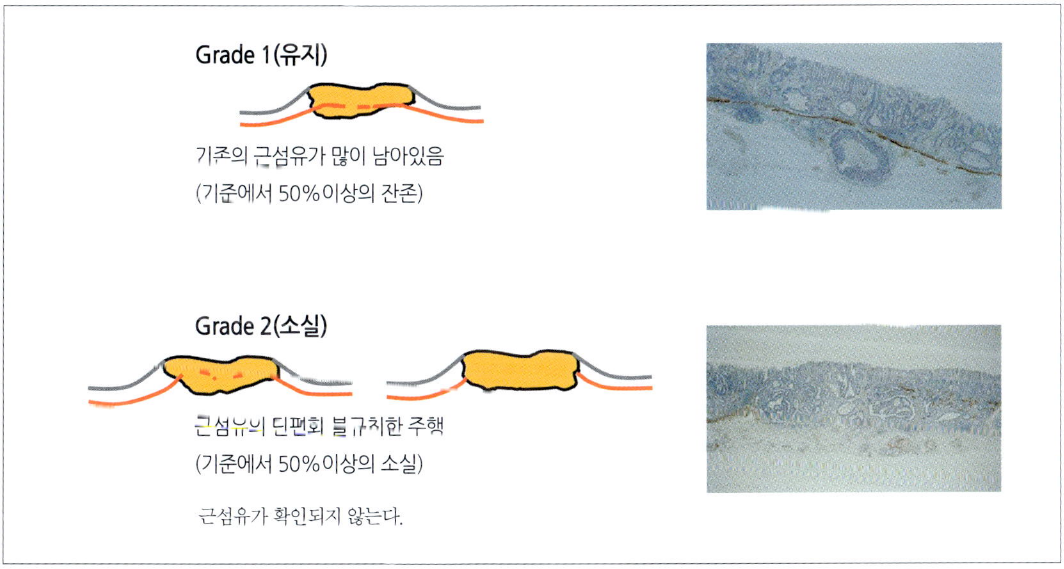


그림 8 MM grade(점막근판의 상태)

Desmin 염색을 통해 점막근판의 상태를 Grade 1과 2로 나누어 평가한 결과, Grade 1의 증례에는 림프절 전이를 확인하지 못했으며, Grade 2는 림프절 전이의 위험인자로 생각되었다.

## B. 점막근판(MM)상태의 평가

어떻게 하더라도 침윤거리의 측정에 대해서는 기준선 문제가 있으며, 더구나 수직방향의 침윤거리는 림프절 전이의 리스크를 반영하지 않았다. 이것은 표층에 가까운 SM층에 많은 맥관이 존재한다는 점에서도 이해할 수 있다. 오히려 얕은 SM층에서의 수평방향 침윤을 평가하는 편이 중요하며, 이것이 sm침윤도 분류가 중시되는 이유이기도 하다. 같은 시점에서 본원에서는 침윤부의 수평방향 너비를 반영하는 점막근판의 상태(그림 8)에 주목해서[5], 점막근판의 소실도 림프절전이의 위험인자라고 생각하고 있다. 암의 침윤으로 인해 근판이 파괴되는 점을 고려하면 이것도 암의 악성도를 반영하는 인자이며 동시에 숙주의 암에 대한 방어가 소실되었다고도 생각할 수 있다. 점막근판이 유지되는 증례에서는 림프절 전이를 확인하지 못했던 본원의 경험을 바탕으로, 근판이 유지되고 있는 상태는 림프절 전이의 리스크가 대단히 낮은 상황이라고 생각된다.

향후 내시경적으로 절제된 SM암에 있어서는 심달도와 함께 맥관침습, 족출 · 조직형에 더해, 점막근판의 상태도 함께 평가함으로써 림프절 전이의 위험도 계층화를 시행하여 추가적 장절제의 적응을 고려하게 될 것으로 전망한다. 추가로 원격전이·재발을 일으키는 SM암의 특징이나 추가적 수술을 시행하지 않고 경과관찰한 증례의 실태해명도 급선무라고 생각한다.

# Ⅷ. 대장내시경치료 후의 Surveillance

대장내시경 후 서베일런스의 목적은 ①처음 치료후 잔류병변이나 재발의 확인, ②간과한 다발병변 재확인, ③새로운 병변의 발견, ④미치료병변의 경과관찰 등을 들 수 있다. 일본에서는 대장내시경치료후에 매년 1회의 follow up TCS(total colonoscopy)를 계속하는 것이 흔하지만 명료한 근거는 제시되어 있지 않은 것이 현실이다.

「대장암치료 가이드라인 2010년판」[1]에 의하면, 대장암치료 후의 서베일런스로서 다음과 같이 언급되어 있다.

· 완전일괄절제 가능했던 M암(점막내암)인 경우, 간과되었던 다발병변을 재확인하기 위해 1년 후에 내시경검사를 재검한다.
· 불완전절제(분할절제를 포함)된 경우는, 국소잔류병변 체크를 위해 3~6개월 후에 내시경검사를 재검한다.
· 이시성다발병변에 관해서는 그 후에도 정기적으로 관찰한다.

현재 본원에서는 지금까지 보고된 대장선종성 폴립의 크기별 암발생율 검토를 바탕으로, 초회 검사시에 종양성병변을 확인하지 못했던 경우나 표면함요형 이외의 5mm이하 폴립을 확인한 경우는 새로운 병변 및 간과한 병변의 재확인을 겸해 1년 후에 TCS를 시행하고 있다. 종양성 병변이 6mm 이상이며 내시경진단이 선종~점막하층미소침윤암인 병변에 대해서 내시경치료의 적응으로 하고 있으며, 그 가운데 일괄절제한 결과 절제단면 음성인 경우에는 6개월~1개월 후에 TCS를 시행하고 있다. 절제단면이 양성인 증례나 분할절제된 경우는 3개월 후에 follow up TCS를 시행하고 있다. 잔류병변, 재발을 확인한 경우는 추가 내시경치료를 시행하고, 다시 3개월 후에 TCS를 시행한다. 또한 종양성병변을 확인하였지만, 모종의 이유로 경과관찰하게 된 경우에도 재검 TCS를 6개월 후에 시행하고 있다. 다만 큰 LST 등에서 잔류병변이 의심되는 경우나, 조기암에서 잔류병변이나 국소재발이 의심되는 경우에는 증례에 따라 검사 시기를 앞당겨 시행하고 있다.

대장내시경검사에 있어 서베일런스는 종양성병변의 자연사를 참고로 해서 세우는 것이 좋다고 생각하지만 그 실태는 아직 명백하지 않아서 서베일란스의 최적 간격은 각 기관 사이에 정해져 있지 않은 것이 현실이다. 향후 JPS의 결과를 바탕으로 계획적이며, 또한 장기적으로 더 합리적인 서베일런스를 구축해가는 것이 필요하다고 생각된다.

### 골프와 대장내시경삽입의 공통점

골프와 대장내시경에는 공통점이 많다. 둘 다 심리적인 요소가 강하며, positive thinking이 중요하다. 상황에 따라서 클럽을 선택하는 것도 내시경을 선택하는 것과 통하는 바가 있다. 코스는 덤벼들지 않고, 소화관은 나에게 다가오지 않는다. 페어웨이를 지키듯이, 항상 자리만들기를 하며 내시경을 삽입해 간다.

무엇보다 공통된 점은 골프도 대장내시경삽입도 하루 아침, 하루 저녁에 숙달되지 않기에 부단한 노력이 필요하다는 점이다. 자기만의 스타일로 아무리 노력한다고 해도 숙달되는 것도 아니다. 특별한 철칙은 존재하지 않지만, 「기본기술」은 확실히 존재한다. 축유지단축법은 면면히 이어져 온 art의 현재형이다.

## 1. National Polyp Study(NPS)

미국과 유럽에서는 대장암의 발육·진전 경로에서 adenoma-carcinoma sequence를 메인 루트로 여기고 있어, 선종이 전암병변이라는 전제를 바탕으로 1980년부터 National Polyp Study(NPS)가 개시되었다. 개요는 그림 1과 같이, 초회 내시경검사 시에 모든 선종성 폴립을 절제하여 clean colon을 만들고, 시험을 개시하기 전에 「1년 후와 3년 후에 TCS를 시행하는 그룹」과 「3년 후에 TCS를 시행하는 그룹」으로 나누어 비교검토했다. 1993년에 결과가 보고되어, 대장선종성 폴립을 모두 절제함으로써 76~90%의 대장암억제효과를 얻었다는 결론에 이르렀으며, 대장선종, 대장암절제 후의 내시경검사는 3년 후면 된다는 결론이 내려졌다.[2] 그러나 일본에서는 선종성분을 동반하지 않는 함요형종양, 소위 *de novo*암이 많이 보고되어 있어[3], adenoma-carcinoma sequence설과는 별도의 루트를 통한 발암경로(*de novo* pathway)가 존재한다고 추측되어 왔다. 이 종양군은 대장종양 전체에 있어 비율은 낮지만, 대장암 서베일런스를 구축하는 데 불가결한 요소이며, 일본 독자의 서베일런스를 간절히 바란다.

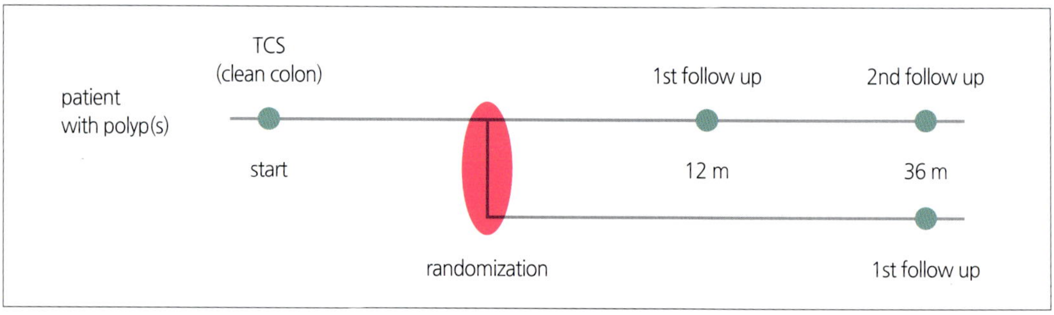


그림1 National Polyp Study(NPS)의 개요

## 2. Japan Polyp Study(JPS)

이런 경위로 2000년에 Japan Polyp Study(JPS) Workgroup이 설립되어, 2003년 2월부터 일본 내 다기관 무작위 비교시험이 개시되었다. 초회 내시경검사 시에 모든 선종성 폴립을 절제해 clean colon을 만들고(1차 검사), 1년 후에 새로운 폴립이 생기지 않았는지 확인하기 위해 TCS를 시행하며(2차 검사), 새로운 폴립 발생이 없으며 다른 문제가 없는 경우에 시험을 개시한다. 시험을 개시할 때에 「1년 후와 3년 후, 총 2회 TCS를 시행하는 그룹」과 「3년 후에 1회 TCS를 시행하는 그룹」의 2개 그룹으로 나누어, 양 그룹에서 10mm 이상의 상피종양, 암종의 발생율을 비교·검토하는 것을 목표로 하고 있다(그림 2). NPS와 크게 다른 점은 JPS에서는 연구대상에 patient without polyps가 포함되어 있다고 하는 점과, clean colon화(化)를 2회로 철저히 하고 있다는 점이다. 마츠다(松田) 등의 보고에 의하면[4] 최초 검사에 6mm 이상의 선종 또는 상피내암(上皮內癌)이 발견된 군에서는 3년 후의 follow up시에 10mm 이상의 선종·상피내암이 발견된 비율이 13.4%, 12.6%로 높은 수치를 보였다. 향후 공개예정인 JPS의 결과는 일본의 대장선종·대장암절제 후의 서베일런스 표준화에 반영될 것이다.

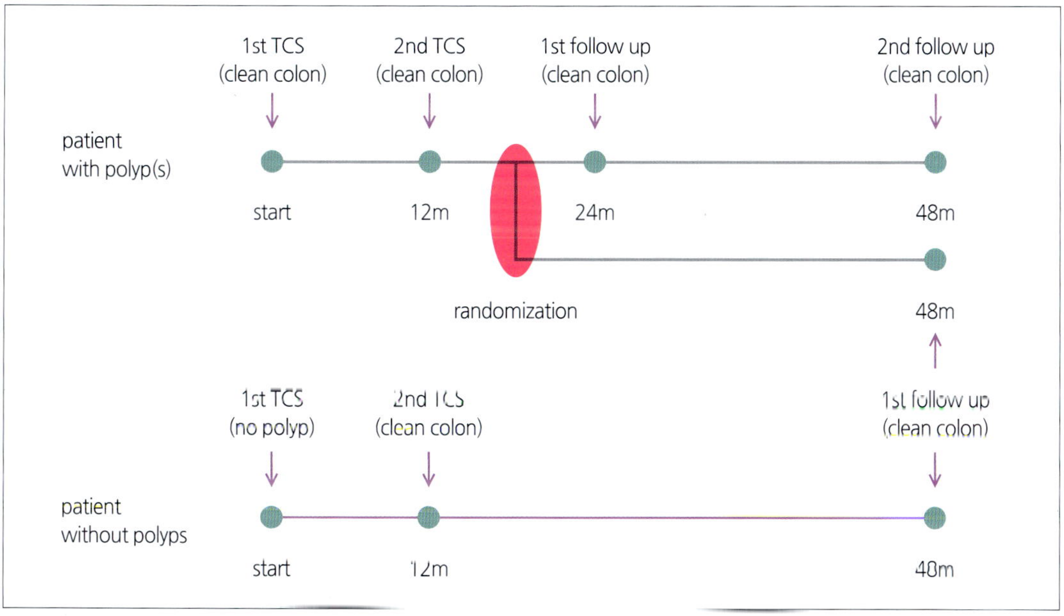


[문헌 4)에서 변경하여 인용]

그림2 Japan Polyp Study(JSP)의 개요

## 3. 카쿠노다테(角館) study

대장암은 조기에 적절한 치료를 시행하면 비교적 양호한 예후를 나타내는 암이기 때문에, 검진을 통한 발견의 의의는 대단히 높다고 생각된다. 현재 일본에서 시행되고 있는 대장암검진은 사망율 감소 효과의 근거(evidence)가 제시된[5] 대변잠혈검사 면역법(FOBT: fecal occult blood test)이다.

TCS는 대장암에 있어서 민감도·특이도 모두 최고로 높은 검사이므로 검진에서도 더 뛰어난 사망율 감소 효과가 기대되지만, 그 근거는 아직 부족하다. 우리는 후생노동성에 의한 제3차 대암(對癌)종합전략연구사업의 일환으로 2009년부터 「대장내시경검사에 의한 대장암 검진의 유효성평가(쿠도 그룹((班))」라는 대장내시경검사와 대변잠혈검사의 랜덤화비교시험(UMIN 등록 ID : 1980)을 진행하고 있다. 첫 해에는 센보쿠시(仙北市)를 대상으로 개시되었으나, 2011년도에 다이센시 나카센(大仙市中仙)·오오타(太田)지구로 대상지역을 확대하여, 2011년 11월 24일 현재, 개입군 1,855명, 비개입군 1,857명의 총 3,712명이 등록되었다. 검진 TCS에 의한 합병증은 보고되지 않았으며, 맹장도달율은 99.6%이다. 이 수치는 과거 해외의 보고와 비교할 때 경이적인 것이다.

**방법**

40~74세의 남녀를 대상으로 하여, 매년 FOBT군(비개입군)과 매년 대변잠혈검사에 1회의 검진 TCS를 병용하는 개입군에서 10년간의 대장암사망율을 primary endpoint로 비교하는 무작위비교시험(RCT ; randomized controlled trial)이다(그림 3).
Secondary endpoint로서 누적진행암 이환율, 누적침윤암 이환율, 대장암에 대한 정밀도(민감도·특이도), TCS에 의한 중대한 합병증을 설정해 두고서, 부속연구로서 생활습관조사표를 이용한 역학적조사도 시행하고 있다.

본 시험은 센보쿠시립 카쿠노다테 종합병원(仙北市 角館綜合病院)이 중심이 되어 내시경검사를 시행하고 있어서 카쿠노다테(角館) study라 부르고 있다. Sigmoidoscopy는 사망률 감소 효과가 시사되고 있지만[6], 본 시험은 일본에서 최초로 대장내시경검사에 의한 사망률 감소 효과를 지표로 한 phase III의 검진 RCT이며, 현행의 표준적검진법인 FOBT와 비교하고 있는 점에서 그 의의는 지극히 크다. 또한 함요형 대장종양에 대한 경험·실적이 풍부한 일본에서 시행하는 점에서 검진에서 함요형 종양의 비율이나 FOBT 음성종양에 관한 신뢰성이 높은 데이터가 많이 얻어질 것이 기대된다.

본 시험은 세계의 대장암검진에 큰 임팩트를 주게 될 것이다. 내시경에 의한 대책형검진은 언젠가 표준이 되리라고 생각한다. 그것이 현실화되면 대장암으로 사망하는 사람은 대폭 감소할 것으로 예상된다. 확실한 기술을 가진 많은 내시경의사의 육성이 더욱 필요하다.

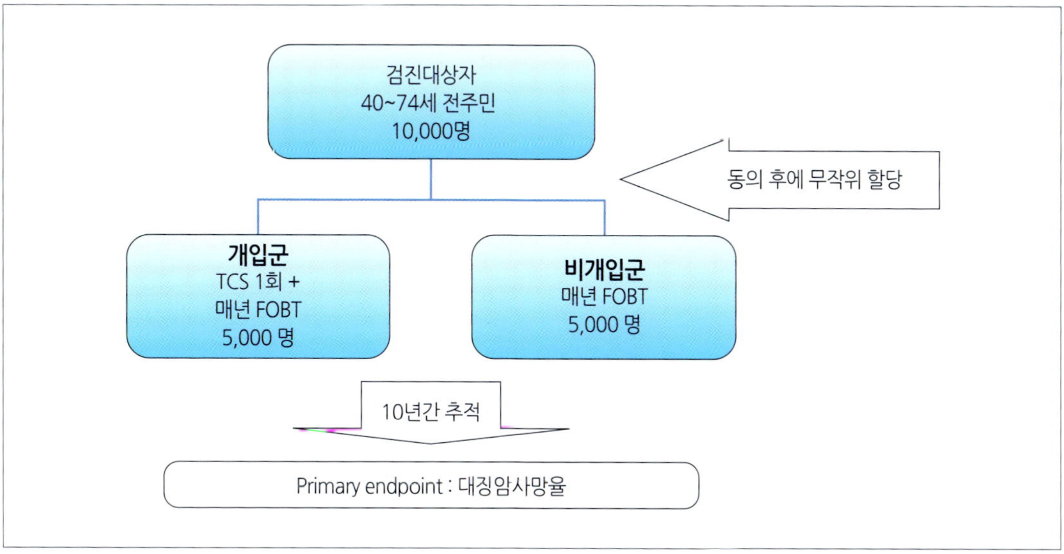


그림 3 검진의 개요

# 문헌

## Ⅰ. 대장내시경검사의 마음가짐

1) 丹羽寛文：消化管内視鏡の歴史　改訂増補第 2 版．日本メディカルセンター，2010
2) 五十嵐正広，津田純郎，小林広幸：大腸内視鏡ガイドライン．日本消化器内視鏡学会(監)．日本消化器内視鏡学会卒後教育委員会(編)：消化器内視鏡ガイドライン 第 3 版．pp94-95，医学書院，2006
3) 松田浩二，田尻久雄：説明用紙・説明同意書．光島徹，田辺聡(監)．松本雄三，木下千万子(編)：消化器内視鏡スタッフマニュアル．pp73-74，医学書院，2008
4) 岡本平次：プラクティカルコロノスコピー 第 2 版．pp251-252，医学書院，2001

## Ⅱ. 대장내시경검사의 전처치와 전투약

1) 岡本平次：プラクティカルコロノスコピー 第 2 版．pp7-13，医学書院，2001
2) 樫田博史，工藤進英，大塚和朗，他：大腸内視鏡の教育システム—挿入法の教育．早期大腸癌 9：461-464，2005
3) 五十嵐正広，津田純郎，小林広幸：大腸内視鏡ガイドライン．日本消化器内視鏡学会(監)．日本消化器内視鏡学会卒後教育委員会(編)：消化器内視鏡ガイドライン 第 3 版．p97，医学書院，2006
4) 田尻久雄，荒川廣志：Sedation と術中モニタリング．消化器内視鏡 16：324-327，2004
5) 斉藤彰一，荒川廣志，仲吉　隆，他：安全な検査の為の前処置，前投薬，sedation—大腸内視鏡検査時における sedation の推奨．早期大腸癌 9：423-427，2005
6) 藤沼澄夫，清家正弘，太田昭彦，他：大腸内視鏡における前投薬の使い方と被験者の管理．消化器内視鏡 15：1587-1591，2003
7) Dubois A, Balatoni E, Peeters JP, et al: Use of propofol for sedation during gastrointestinal endoscopies. Anaesthesia 43(Suppl): 75-80, 1988
8) Patterson KW, Casey PB, Murray JP, et al: Propofol sedation for outpatient upper gastrointestinal endoscopy: comparison with midazolam. Br J Anaesth 67: 108-111, 1991
9) Singh H, Poluha W, Cheung M, et al: Propofol for sedation during colonoscopy. Cochrane Database Syst Rev CD006268, 2008
10) Faigel DO, Baron TH, Goldstein JL, et al: Guidelines for the use of deep sedation and anesthesia for GI endoscopy. Gastrointest Endosc 56: 613-617, 2002
11) Pambianco DJ, Whitten CJ, Moerman A, et al: An assessment of computer-assisted personalized sedation: a sedation delivery system to administer propofol for gastrointestinal endoscopy. Gastrointest Endosc 68: 542-547, 2008
12) Pambianco DJ, Vargo JJ, Pruitt RE, et al: Computer-assisted personalized sedation for upper endoscopy and colonoscopy: a comparative, multicenter randomized study. Gastrointest Endosc 73: 765-772, 2011

## Ⅲ. 감염증 대책

1) 古谷直子：感染対策の基本．光島徹，田辺聡(監)．松本雄三，木下千万子(編)：消化器内視鏡スタッフマニュアル．pp46-55，医学書院，2008
2) 古谷直子：感染対策の基本．光島徹，田辺聡(監)．松本雄三，木下千万子(編)：消化器内視鏡スタッフ

マニュアル．pp53-55，医学書院，2008
3）藤田賢一：内視鏡洗浄・消毒ガイドライン．光島徹，田辺聡(監)．松本雄三，木下千万子(編)：消化器内視鏡スタッフマニュアル．pp56-61，医学書院，2008
4）高橋玲子：内視鏡検査・治療に伴う偶発症説．光島徹，田辺聡(監)．松本雄三，木下千万子(編)：消化器内視鏡スタッフマニュアル．pp62-63，医学書院，2008
5）日本消化器内視鏡学会消毒委員会：消化器内視鏡機器洗浄・消毒法ガイドライン．Gastroenterol Endosc 40 : 2022-2034, 1998
6）日本消化器内視鏡技師会安全管理委員会：内視鏡の洗浄・消毒に対するガイドライン第2版．
7）消化器内視鏡の洗浄・消毒マルチソサエティガイドライン作成委員会：消化器内視鏡の洗浄・消毒マルチソサエティガイドライン．2008

## Ⅳ. 대장내시경삽입의 기본적 사항

1）大腸癌研究会(編)：大腸癌取扱い規約 第7版補訂版．p8，金原出版，2009

## Ⅴ. 대장내시경삽입의 실제

1）新谷弘実：コロノスコピー，医学書院，1989
2）芳野純治，五十嵐良典，大原弘隆，他：消化器内視鏡関連の偶発症に関する第5回全国調査報告—2003年より2007年までの5年間—．Gastroenterol Endosc 52(1)：95-103，2010
3）小越和栄，金子榮藏，多田正大，他：内視鏡治療時の抗凝固薬，抗血小板薬使用に関する指針．Gastroenterol Endosc 47：2691-2695，2005
4）山本博德，砂田圭二郎，矢野智則：ダブルバルーン小腸内視鏡アトラス．pp2-6，医学書院，2009
5）Van Gossum A, Munoz-Navas M, Fernandez-Urien I, et al: Capsule endoscopy versus colonoscopy for the detection of polyp and cancer. N Engl J Med 361 : 264-270, 2009
6）Eliakim R, Yassin K, Niv Y, et al: Prospective multicenter performance evaluation of the second-generation colon capsule compared with colonoscopy. Endoscopy 42 : 427-428, 2010
7）藤森俊二，坂本長逸：大腸カプセル内視鏡．胃と腸 45 : 767-770, 2010

## Ⅵ. 대장내시경에 의한 관찰

1）小林 望，藤井隆広，角川康夫，他：大腸の検査法．早期大腸癌 7：191-194, 2003
2）Kudo S, Miyachi H, Endo S : Magnifying Chromocolonoscopy and Tattooing. Classen M, Tytgat G, Lightdale CJ : Gastroenterological Endoscopy. 2nd ed ; pp197-202. Georg Thieme Verlag, 2010
3）工藤進英：Early Colorectal Cancer—Detection of Depressed Types of Colorectal Carcinoma．医学書院，1996
4）Tamura S, Onishi S : Laterally Spreading Colon Cancer. N Engl J Med 351(26) : e24, 2004
5）今井 靖，工藤進英，鶴田 修，他：座談会— V型 pit pattern 診断の臨床的意義と問題点．早期大腸癌 5：595-613，2001
6）工藤進英，倉橋利徳，樫田博史，他：大腸腫瘍に対する拡大内視鏡観察と進達度診断—箱根シンポジウムにおけるV型亜分類の合意．胃と腸 39：747-752，2004
7）工藤進英，大森靖弘，樫田博史，他：大腸の新しい pit pattern 分類—箱根合意に基づいた VI, VN 型 pit pattern. 早期大腸癌 9：135-140，2005
8）唐原 健，鶴田 修，河野弘志：拡大内視鏡による癌の深達度診断．早期大腸癌 9：151-159，2005
9）工藤進英(編著)：Color Atlas 大腸拡大内視鏡．日本メディカルセンター，2009
10）工藤進英(編著)：大腸 pit pattern 診断．医学書院，2005
11）Wada Y, Kudo S, Kashida H, et al: The diagnosis of colorectal lesions with magnifying narrow-band imaging system. Gastrointest Endosc 70: 522-531, 2009
12）Sano Y, Ikematsu H, Fu KI, et al: Meshed capillary vessels by use of narrow-band imaging for differential diagnosis of small colorectal polyps. Gastroint Endosc 69: 278-283, 2009
13）Kanao H, Tanaka S, Oka S, et al: Narrow-band imaging magnification predices the histology and invasion depth of colorectal tumors. Gastrointest Endosc 69: 631-636, 2009

14) Ikematsu H, Matsuda T, Emura F, et al: Efficacy of capillary pattern Ⅲ A/Ⅲ B by magnifying narrow band imaging for estimating depth of invasion of early colorectal neoplasms. BMC Gastroenterol 27: 10-33, 2007
15) 斉藤彰一，二上敏樹，相原弘之，他：大腸癌の質的・量的診断—NBI 拡大観察：慈恵分類—血管模様分類と深達度診断の関連性．INTESTINE 13：209-213，2009
16) Wada Y, Kashida H, Kudo S, et al: Diagnostic accuracy of pit pattern and vascular pattern analyses in colorectal lesions. Digestive Endosc 22: 192-199, 2010
17) 工藤進英，池原伸直，若村邦彦，他：早期大腸癌の精密画像診断 endocytoscopy．胃と腸 45：860-867，2010
18) Kudo S, Takemura O, Ohtsuka K: Flat and Depressed Types of Early Colorectal Cancers: From East to West. Gastrointest Endoscopy Clin N Am 18: 581-593, 2008

## Ⅶ. 대장종양성 병변의 내시경치료

1) 工藤進英，曽我　淳，下田　聡：大腸 sm 癌の sm 浸潤の分析と治療方針— sm 浸潤度分類について．胃と腸 19：1349-1356，1984
2) 工藤進英(編著)：Color Atlas 大腸拡大内視鏡．日本メディカルセンター，2009
3) 工藤進英：大腸内視鏡治療．医学書院，2000
4) 矢作直久，黒木優一郎，三谷年史：大腸癌の内視鏡的治療．診断と治療 97：2293-2300，2009
5) 工藤進英，宮地英行，池原伸直：大腸 SM 癌の取り扱いと追加腸切除の適応—大腸癌治療ガイドラインの検証とリンパ節転移リスク因子の探索的解析．消化器内科 52：135-141，2011

## Ⅷ. 대장내시경치료 후의 Surveillance

1) 大腸癌研究会(編)：大腸癌治療ガイドライン—医師用 2010 年版．金原出版，2010
2) Winawer SJ, Zauber AG, O'Brien MJ, et al: Randomized comparison of surveillance intervals after colonoscopic removal of newly diagnosed adenomatous polyps. The National Polyp Study Workgroup. N Engl J Med 328: 901-906, 1993
3) Kudo S, Tamura S, Hirota S, et al: The problem of de novo colorectal carcinoma. Eur J Cancer 31A(7-8): 1118-1120, 1995
4) 佐野　寧，藤井隆広，松田尚久：大腸良性腫瘍性病変の治療とサーベイランスの標準化．胃と腸 42：1493-1499，2007
5) Saito H, Soma Y, Koeda J, et al: Reduction in risk of mortality from colorectal cancer by fecal occult blood screening with immunochemical hemagglutination test. A case-control study. Int J Cancer 61: 465-469, 1995
6) Atkin WS, Edwards R, Kralj-Hans I, et al: Once-only flexible sigmoidoscopy screening in prevention of colorectal cancer: a multicentre randomised controlled trial. Lancet 375: 1624-1633, 2010

# 색인

색인

## 편집위원

| | | | | |
|---|---|---|---|---|
| 池原伸直 | 一政克朗 | 小川悠史 | 児玉健太 | 小林泰俊 |
| 武田健一 | 谷坂優樹 | 中村大樹 | 西脇裕高 | 宮地英行 |
| 森　悠一 | 山村冬彦 | 若村邦彦 | 渡邉大輔 | |

## 집필협력

(Digestive Disease Center, Showa University Northern Yokohama Hospital)

| | | | |
|---|---|---|---|
| 五十嵐健太 | 岡ジェニファー由衣 | 釋尾有樹子 | 三澤将史 |
| 池田晴夫 | 小形典之 | 杉原雄策 | 森川吉英 |
| 石垣智之 | 垣本哲宏 | 須藤晃佑 | 矢川裕介 |
| 石黒智也 | 片岡伸一 | 豊嶋直也 | 矢野雅彦 |
| 石田文生 | 加藤織江 | 林　靖子 | 山内章裕 |
| 岩野博俊 | 久津川誠 | 林　武雅 | 横山顕礼 |
| 請川淳一 | 工藤孝毅 | 久行友和 | 吉崎哲也 |
| 遠藤俊吾 | 工藤豊樹 | 日高英二 | 良沢昭銘 |
| 及川裕将 | 神山勇太 | 細谷寿久 | 和田祥城 |
| 大越章吾 | 小林芳生 | 前田康晴 | |
| 大塚和朗 | 桜井達也 | 松平真悟 | |

大竹由比　工藤胃腸科内科クリニック

塩飽洋生　福岡大学 消化器外科

蓮尾直輝　柏原赤十字病院 内科

畑　英行　杏林大学 第三内科